「生きる力」を最大限に高める

おくすりなごはん

船戸クリニック医師

船戸博子

Hiroko Funato

方丈社

はじめに

はじめまして。

私は現在、岐阜県養老町にある「船戸クリニック」で漢方診療を行っています。

私が漢方を学び始めたとき、最初に先生に言われたことがあります。

「私はお料理をする人にしか漢方を教えません。あなたは料理をしますか?」

中国には昔、食べ物によって皇帝の健康管理をつかさどる「食医」という仕事がありました。

医者の中にも位があって、まだ病気になっていない人の病を治すのが「上医」、病気になりそうな人の病を治すのが「中医」、病気になってしまった人の病を治すのが「下医」と呼ばれていました。食医は、その中で最も位の高い

「上医」とされていたのです。

病気になってから治療するのは最後の手段です。その前に、病気になりそうな段階で対処したほうが、からだへのダメージは小さく、生活にも支障をきたしません。

もっといいのは、まだ病気になっていない段階で、病気にならないようにすること、健康で医者や薬に頼らない生活をすることです。そのためにいちばん大切なことが「食事」なのです。

漢方医として仕事をしてきて四〇年以上が過ぎた今、自分の中で確信できたことがあります。

それは、「薬も大事だけれど、自分のごはんはもっと大事」ということです。

だから、私が提案するのは「おくすりなごはん」です。

病気になってから薬で治すよりも、病気になる前にごはんで健康になるほうがいい。まだ病気じゃないけれど、なんか元気が出ないな、調子がよくないな、というときに、ごはんを食べて元気になる、調子を取り戻すのが「おくすりなごはん」です。

病気になって治療を受けていても、あなたのからだが持っている「治る力」を最大限に引き出し、薬や治療の効果を高めてくれる。どんな状態であっても、あなたに「生きる力」を与えてくれる。それが「おくすりなごはん」なのです。

私たちの顔が一人ひとり違うように、からだも一人ひとり違います。

だから、生きる力を与えてくれるごはんは、一人ひとり違うってことなんです。

自分らしく、毎日楽しく生きるために食べるごはん。

あなたに合ったごはんを食べることで、食べたものがあなたのエネルギーになり、あなたのからだを元気にしてくれます。

あなたがあなたらしく生きていく。毎日を楽しく過ごし、そして幸せに死んでいく……。

そのために、いちばんの味方になってくれるのが「おくすりなごはん」です。

この本は、病気治療のための食事の本ではありません。

あなたがあなたらしく、楽しく幸せに生きられることを願って、漢方医として日々私が感じてきたことをお伝えします。

二〇二三年八月

船戸博子

「生きる力」を最大限に高める

おくすりなごはん

目次

PART I 漢方と「おくすりなごはん」

PART Ⅱ

あなたのための「おくすりなごはん」
～パーソナル薬膳の実例～

PART III がんと「おくすりなごはん」

装丁　倉田明典
本文デザイン　印牧真和
DTP　山口良二
写真　杉山隆
料理　西村祐子
編集協力　前田苺日子
構成　若林邦秀

PART

I

漢方と「おくすりなごはん」

1 「おくすりなごはん」の原則

みなさんは、どんなときにごはんが「おいしい！」と思いますか？

大好きな食べ物を食べているときですか？

でも、いくら大好きな食べ物でも、おなかいっぱいのときに「好きなだけ食べていいよ」と言われても、「食べたい！」って思いませんよね。

これは、からだが「もういらない」と、ちゃんとストップをかけているからです。

ごはんを食べるときの絶対的なルールは、「おなかが減っているときに食べること」です。

おなかが減っているときに、消化酵素がいちばんよく出ます。食べたものをちゃんと消化することで、あなたのからだに役に立つ「おくすりなごはん」になるんです。

次に「季節のものを食べること」。

日本には四季があります。野菜も果物も、季節に合わせて芽を吹き、生長し、実をつけます。

たとえば、夏の野菜は太陽の光をたっぷり浴びることで元気に育ちます。冬に育てようとしても、日差しが弱くて十分に育ちません。

反対に、冬の野菜は寒さに強く、低温の中でじっくり栄養を蓄えていくのが特長です。冬野菜に甘さを感じるのは、気温が下がっても凍らないように、細胞に糖を蓄積するからです。

このように、野菜や果物には旬があり、いちばんいい状態のときに食べるのが、おいしくもあり、からだにとってもよいのです。

そして「なるべく食品添加物が入っていないものを食べること」です。食品添加物とは、食べ物を色づけしたり、保存期間を長くしたり、カビるのを防いだり、固めたり、やわらかくしたり、甘くしたり……などを目的に加える物質です。

もともとその食品にはない物質ですから、体内で処理するのによけいなエネルギーがかかります。なかには消化されずに私たちのからだの中に蓄積されるものもあります。もしその中に、発がん性のあるものや、アレルギーを引き起こすような物質があったら……。「おくすりなごはん」どころではありませんね。

だから、なるべく添加物の入っていない食べ物を選ぶようにしましょう。

コロナやインフルエンザが流行しても、かかる人とかからない人がいます。同じ屋根の下で生活していても、同じ部屋にいても、同じテーブルで食事をしても、かかる人とかからない人がいるのはなぜでしょう。

かからない人は、自分のからだを守るバリアがしっかりしているんです。免疫力が高いんですね。

「おくすりなごはん」は、からだを元気にし、バリア機能を高めます。あなたの「おくすりなごはん」で、あなたの免疫力をアップしてください。

2 漢方の見方――「気」「血」「水」

「おくすりなごはん」のベースは漢方です。

そこで、漢方は人のからだをどのように見るのかというところからお話しします。

漢方では、人のからだは、「気《き》」「血《けつ》」「水《すい》」で成り立っていると考えます。

では、「気」とは何でしょうか？

気とは、目に見えないけれど、生きていくため、からだを動かすために必要な生命エネルギーのことです。

気の働きは、大きく分けて五つあります。

①「血」や「水」を、からだ中にめぐらせる。

②からだを温め、体温を保つ。

③からだの表面をおおうことで邪気がからだの中に入らないようにし、病気から身を守る。

④内臓の位置を固定させたり、血液、汗、尿、精液などが異常に漏れないようにする。

⑤食べ物や空気を「血」「水」にし、さらに汗や尿、便などに変える。

次に、「血」とは何でしょうか？

漢方では、血とは栄養だと考えます。からだ全体に必要なものを運び、臓腑をはじめ全身の細胞を養っているのが血です。

血の働きは、大きく分けて二つあります。

①全身に血をめぐらせることで、各臓器に栄養を行きわたらせ、うるおす。

②精神を安定させる。血が不足すると、精神不安症状が現れるとされる。

最後に、「水」とは何でしょうか？

漢方でいう水は、からだにある体液のことで、次のような働きがあります。

①皮膚、臓腑などからだ全体をうるおす。

②関節の動きを滑らかにし、保護する。

③骨髄、関節などの液体を補充する。

④汗・便・尿と一緒にからだの中の余分な熱や老廃物を排泄する。

漢方では、この「気」「血」「水」が、足りないか（虚）、余っているか（実）などのバランスを見ます。それとともに、五臓六腑との関連を見ながら、体質・性質を診断していきます。

1 気虚

気が足りない状態を「気虚《ききょ》」といいます。これはエネルギー不足の状態です。

気虚になると、疲れやすい、元気が出ない、動悸、息切れ、めまい、また風邪や感染症にかかりやすい、気が落ち込みやる気が出ない、食欲がない、消化が悪く下痢をしやすい、食後に眠くなる、手足やからだが冷えるなどの症状が出ます。

2 気滞

気はのびのびと滞りなく、からだ中をめぐっているのが正常な状態です。ところが、精神的なストレスや不安などで気の巡りが悪くなることがあります。これを「気滞《きたい》」といいます。

気滞になると、イライラする、情緒不安定になる、胸やおなかが張った感じがする、生理前にイライラしたり涙もろくなったり情緒不安定になったりするなどの症状が出ます。

3 血虚

先ほど述べた通り、漢方で考える血は栄養のことです。血が足りないことを「血虚《けっきょ》」といいます。

血虚になると、顔が青白い、肌が荒れやすい、めまい、目がかすむ、こむら返りをよく起こすなどの症状が出ます。

また、栄養不足を意味しますので、爪が割れやすい、髪の毛につやがなくなる、髪が傷みやすい、白髪が増えるなどの症状も現れます。

さらに、心の栄養とも深くかかわっており、寝つきが悪くなる、眠りが浅くよく夢を見る、不安感が強くなるなどの症状が出ます。

4 瘀血

血の巡りが悪く滞り、からだに栄養が巡らない状態を「瘀血《おけつ》」といいます。瘀血の三大特徴として、痛み・しこり・黒ずみがあります。

瘀血の症状は、肩こり、頭痛、生理痛、生理不順、目の下にクマができる、顔色のくすみ、シミやそばかすが現れやすいなどです。また、月経の色が黒っぽくレバー状の塊が混じることもあります。

舌を見ると暗く紫っぽく、舌の裏の静脈が太くなり怒張していることも瘀血の症状です。

5 陰虚

水を含め、からだに必要なうるおいが足りない状態を「陰虚《いんきょ》」といいます。陰虚になると、肌の乾燥、のどの渇き、寝汗、目が乾きやすい、手のひら・足の裏・首などのほてり、のぼせなどの症状が現れます。特に加齢とともに

「陰」が不足しますので、これらの症状が出てくることがあります。

6 水毒（水滞）

からだに必要なうるおいを保つためには水が必要です。しかし、代謝が悪く、水の巡りが滞ると、さまざまな症状を引き起こします。これを水毒《すいどく》（水《すい》滞《たい》）といいます。

水毒の症状として、むくみ、重だるい、倦怠感、肥満、水太り、肩こり、偏頭痛、ニキビ・吹き出物・痰・おりものなどが増える、軟便もしくは下痢などがあります。

気血水を整える食事

以上、人のからだは「気」「血」「水」で成り立っていること、「気」「血」「水」のバランスが整い、滞ることなく循環することが、私たちの健康につながっていることを見てきました。

「血」（栄養）と「水」（体液）は目に見えるものですが、「気」（エネルギー）は目には見えないものです。「血」と「水」は、目には見えない「気」によって運ばれます。その「気」を生み出すのは「血」なんです。からだに栄養が入らないと、エネルギーは生まれてこない。そこで大事なのが「食事」ということになります。

それぞれの症状別におすすめの食材をリストアップしました。表を参考に、日々の食事に取り入れてみてください。

●気虚の症状がある方におすすめの食べ物

キャベツ、セリ、ブロッコリー、カリフラワー、かぼちゃ、えんどう豆、枝豆、そら豆、大豆、さつまいも、やまいも、じゃがいも、里芋、オーツ麦、小麦、あわ、きび、黒米、米、もち米、そば、ハト麦、まいたけ、椎茸、マッシュルーム、銀杏、くるみ、栗、アジ、たら、うなぎ、いしもち、鮭、いわし、たい、ぶり、かつお、さば、さんま、えび、たこ、ほたて、牡蠣、卵、うずら

の卵、牛肉、豚肉、鴨肉、鶏肉、さくらんぼ、ぶどう、パイナップル、イチジク

●気滞の症状がある方におすすめの食べ物

キャベツ、春菊、レタス、白菜、小松菜、三つ葉、にら、よもぎ、セリ、ブロッコリー、らっきょう、ねぎ、玉ねぎ、カリフラワー、オクラ、ピーマン、パプリカ、トウモロコシ、えんどう、かぶ、にんじん、大根、ビーツ、たけのこ、そば、アーモンド、かぼちゃの種、鮭、さば、さんま、イカ、くらげ、ほたて、わかめ、ひじき、のり、牡蠣、鴨肉、もも、メロン、ぶどう、ライチ、かりん、びわ、あんず、レモン、オレンジ、キウイフルーツ

●血虚の症状がある方におすすめの食べ物

ほうれん草、チンゲン菜、明日葉、枝豆、にんじん、さつまいも、高《たか》きび、小豆、黒米、黒豆、しいたけ、栗、落花生、黒きくらげ、あじ、たら、ウナ

ギ、いしもち、たい、ぶり、さんま、さば、かつお、イカ、タコ、シジミ、ムール貝、ほたて、牡蠣、ひじき、鹿肉、うずら、卵黄、牛肉、豚肉、鶏肉、羊肉、ブラックベリー、ラズベリー、マルベリー、さくらんぼ、ぶどう

●瘀血の症状がある方におすすめの食べ物

キャベツ、春菊、菜の花、空心菜、白菜、ほうれん草、チンゲン菜、豆苗、明日葉、セロリ、三つ葉、にら、よもぎ、もやし、らっきょう、苦瓜、なす、とうもろこし、ビーツ、こんにゃく、里芋、ごぼう、小豆、大豆、納豆、黒豆、銀杏、黒きくらげ、銀杏、栗、鮭、いわし、たら、かつお、カニ、イカ、ハマグリ、牡蠣、わかめ、ひじき、のり、ハマグリ、ブラックベリー、桃、ブルーベリー、ライチ、イチジク、オレンジ

●陰虚の症状がある方におすすめの食べ物

レタス、白菜、ほうれん草、小松菜、空心菜、マコモダケ、豆苗、水菜、ア

スパラガス、トマト、ズッキーニ、かぶ、ゆり根、蓮根、ビーツ、さつまいも、やまいも、里芋、栗、大麦、きび、豆腐、舞茸、落花生、黒きくらげ、白きくらげ、くるみ、銀杏、うなぎ、ぶり、たい、いしもち、カニ、イカ、たこ、くらげ、あさり、ほたて、牡蠣、昆布、ひじき、うずら、鹿肉、卵黄、白、いちご、ブラックベリー、ラズベリー、マルベリー、桃、りんご、メロン、梨、いちご、ライチ、かりん、梅、びわ、スイカ、柿、バナナ、マンゴー、パイナップル

●水毒（水滞）の症状がある方におすすめの食べ物

春菊、レタス、マコモダケ、セロリ、うど、冬瓜、なす、空豆、きゅうり、えんどう、とうもろこし、大根、ビーツ、たけのこ、小豆、大豆、丸麦、黒豆、大麦、マッシュルーム、くらげ、ハマグリ、ムール貝、昆布、ひじき、あさり、カニ、卵白、鴨肉、りんご、メロン、いちご、ぶどう、かりん、レモン、スイカ、バナナ、柿、キウイフルーツ

❸ 漢方と薬膳——食事、食養、食療、薬膳

漢方に基づいた食事といえば、「薬膳」という言葉が思い浮かびますね。
皆さま、「薬膳」にはどんなイメージをお持ちですか？
なんだか薬臭い？
からだにはいいけれど、あんまりおいしくない？

でも、私が提案する薬膳は、ポップでキュートな、おいしいごはんです。
その話をする前に、「薬膳」という言葉は、いろいろな意味で使われることがありますから、「食事」「食養」「食療」「薬膳」の四つに分けて説明したいと思います。

まず、生きていくうえで欠かせないのが、食べること。

つまり「食事」です。

食事は何を食べてもいいというわけではなくて、やはり栄養バランスのよいもの、旬のものなど、おいしくて力になるものをとりたいですよね。

また、若者と高齢者、夏と冬など、年齢や季節によってからだによい食べ物や食べ方は変わりますから、そういうことを考慮して食事をつくる――広い意味でこれを薬膳と呼ぶケースもあるようです。


次に、「食養《しょくよう》」です。

これは、食材によってからだを養うこと、つまり食で養生することです。

食養は、病気を持っていない人が対象となります。

たとえば、アンチエイジング効果を期待して黒豆茶を飲むこと。これは食養です。

漢方では、更年期障害、エイジングの症状は〝腎の機能低下〟が関係していると考えます。黒豆は古くから使われている薬膳食材で、成長、発育、生殖を司る「腎」の働きをよくするとされています。

そして、「食療《しょくりょう》」です。

これは、食材の効能によって病気を治療することです。

食療は、病を持っている人が対象となります。

たとえば、「はと麦」をごはんに炊き込んだり、お茶にして飲んだりすることがあります。

はと麦の種皮を取り除いた種子を原料にして、「薏苡仁《よくいにん》」という生薬がつくられます。からだの余分な水分を排出し、痛みをとる作用や、熱をとり膿を排出する作用があるとされています。

ですから、イボ取りや肌トラブルに使われます。

健康維持のためにはと麦茶を飲むことは食養ですが、イボ取りなどのトラブル解消のために薏苡仁を使うのは食療となります。

ちなみに、はと麦茶は焙煎してあり、苦味や渋みもなく飲みやすい味のものではありますが、からだを冷やす効果があるので妊婦さんや冷え性の方は飲みすぎに注意してください。

また、はと麦はイネ科の植物です。イネ科アレルギーの方は注意が必要です。


そして、「薬膳」です。

ここまでお話しした食事、食養、食療も、「広い意味では薬膳じゃないの？」と思われる方もいらっしゃるかもしれませんが、中国の伝統医学（中医学）でいう薬膳はもう少し厳密です。

まず、中医学の診断方法に基づいて患者さんの体質や体調、今の病気の進行状況などを見て弁証（診断）します。そして、その弁証をもとに治療法を考えます。これを立法といいます。

こうした一連の診断・分析・治療法の確立を、中医学の言葉で「弁証論《べんしょうろん》治《ち》」といいます。この弁証論治に基づいて、食べ物や生薬を使ってつくられたものが薬膳なのです。

ですから、何か薬効のある食材（たとえばクコの実など）が入っているからといっても、それだけでは薬膳にはなりません。

中医学では、同じ病気だからといって、みんなに同じ薬が処方されるわけではありません。その患者さんの体質・性質を見極めて薬が処方されます。薬膳は、その処方に基づいた薬や食材を用いてつくられます。

たとえばクコの実は、血の流れが少なくて青白い顔をしている人には食べていただきたい食材ですが、真っ赤な顔をして便秘気味の人にはおすすめしません。

ちなみに、民間療法で使われるお茶と、漢方の煎じ薬にも違いがあります。

ドクダミ茶やヨモギ茶など、民間療法のお茶は、ドクダミやヨモギなど原材料が単体で使われることが多いのに対して、漢方の煎じ薬は、単体で使われることはほぼありません。そして、必ず飲まれる方の体質を見極めて処方されます。

④ 漢方の見方——5つの要素で出来事の関係を見る

漢方は、人のからだだけでなく、この世のものを同じ原理で見ます。それがどんなふうに、私たちの生き方や、身の上に起こる出来事とかかわっているか、私自身の体験も交えてお話ししてみますね。

古代中国の人は、自然界のあらゆる現象を「木」「火」「土」「金」「水」の五つの要素に分けて考えました。これを「五行」といいます。

「木」……木のようにのびやかに成長する性質です。

「火」……火のように熱を持ち、燃える性質です。花が咲くのも火の特徴です。

「土」……土から作物が生まれ育ち、実を実らせるように、万物を生み育てる性質です。

「金」……金属のように自由に形を変えることができる性質です。

「水」……泉から湧き出た水は、いのちの源となり、すべてをうるおします。種子のような役割・性質です。

五行はバラバラに存在するのではなく、お互いに関係し合っています。

例えば、植物は種子から始まり（水）、芽吹いて成長し（木）、花を咲かせ（火）、実が実り（土）、分解されて形を変え（金）、また次の循環の素《もと》になります（水）。

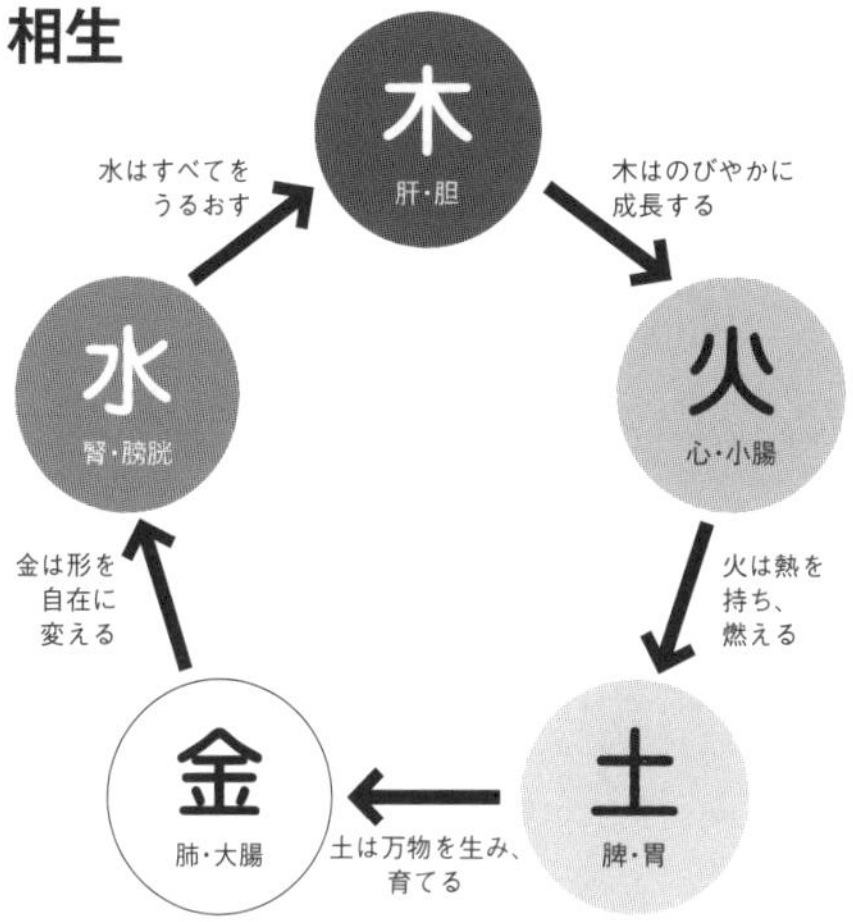

つまり、
・木は火を生じ、
・火は土を生じ、
・土は金を生じ、
・金は水を生じ、
・水は木を生ず。

これを「相生《そうせい》」といいます。

相生は、一つの要素が別の要素を生かす（次の要素の元になる）という関係ですが、五行には逆に、一つの要素が別の要素を抑制したり、その力を削いだりするという関係もあります。

例えば、木は土の中に根を張って土

相克

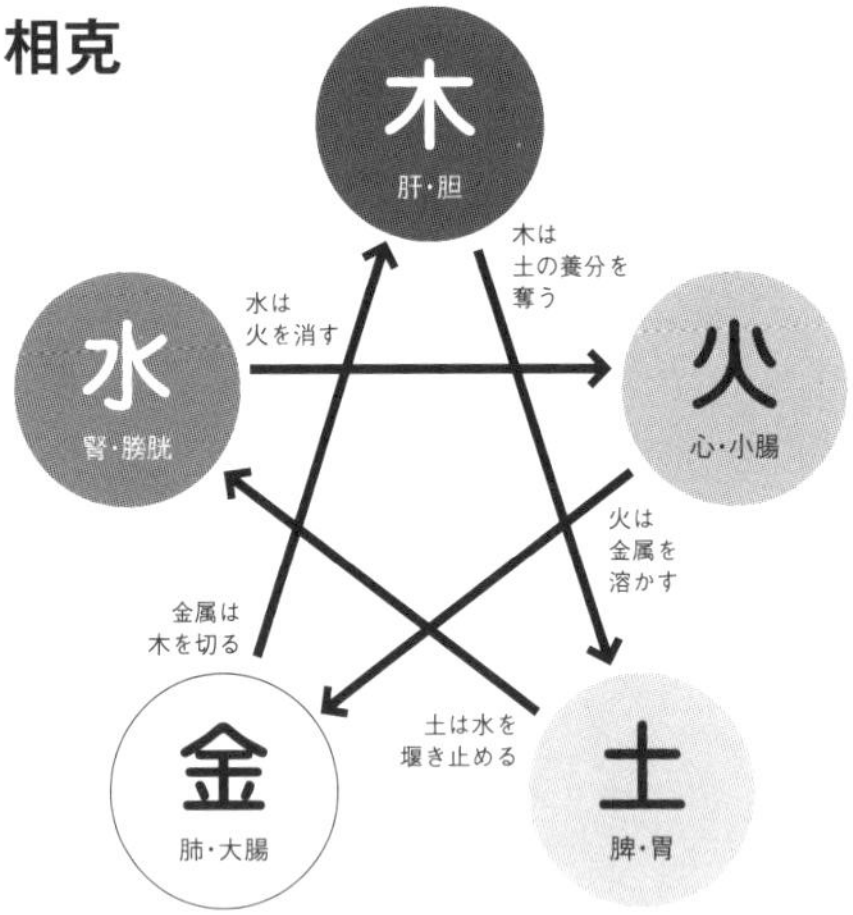

の養分を取ります。土は水を汚し、また堤防や土塁で水をせき止めます。水は火を消します。火は金属を溶かします。金属（斧やのこぎり）は木を切り倒します。

つまり、

・木は土を剋し（木は土の養分を取る）、
・土は水を剋し（土は水を汚す）、
・水は火を剋し（水は火を消す）、
・火は金を剋し（火は金を溶かす）、
・金は木を剋す（金は木を倒す）。

これを「相克《そうこく》」といいます。

相生はよい関係で相克は悪い関係と単純に解釈することはできません。五行はお互いに助け合ったり、また抑制し合ったりして、バランスを保っているんです。

相生と相克、二つの側面があるから自然はうまく循環します。

病気になったり、物事がうまくいかなくなったりするのは、この五行の相生、相克のどこかにバランスを欠いたところが生じているから……と漢方では考えます。

古代中国の人は、人体や自然界のさまざまなものを、この五行に分類して考えました。

たとえば、人間の臓器でいえば、木＝肝（肝臓）、火＝心（心臓）、土＝脾（脾臓）、金＝肺（肺臓）、水＝腎（腎臓）です。

人体のほかにも、季節、方角、味、色、食べ物、感情……などなど、この世のあらゆる現象や出来事を五つに分けて考えるんです。

これらの関係性を一覧にしたのが、次のページにある「五行色体表」です。一部、私の解釈も入っているので、他のところで見るのと少し違っている点があることはご了承ください。

現代の科学や西洋医学とはちょっと異なる見方ですね。

でも、一見何の関わりもないように思える出来事でも、バラバラに無関係に起きているのではなく、じつは関係し合ったり、影響されていたりすることがあります。

「個別の出来事だ」「無関係だ」と思っていると見えませんが、「この世の出来事はみんなつながっている」「目には見えないかもしれないけれど、起きてくる出来事には何かが関係したり、流れがあったりする」というふうにとらえ、全体像を上から概観するように眺めていると、見えてくるものがあるんです。

その流れがわかると、たとえ「困ったこと」が起きたとしても、ただ右往左往するするだけではなくて、「はぁー、なるほど。そういう流れがあったか

【五行色体表】

基　　礎		木	火	土	金	水
五臓	臓の配当	肝	心	脾	肺	腎
五腑	腑の配当	胆	小腸	胃	大腸	膀胱

病因・病症		木	火	土	金	水
五主	病因 五臓から栄養を補給するところ	筋	血脈	肌肉	皮毛	骨
五役	病症 五臓の主たる役割・表現	色	臭	味	声	液 (うるおい)
五色	病因 五臓から栄養を補給するところ	青	赤	黄	白	黒
五液	病症 病人の発する体液	涙	汗	涎 よだれ	涕 はなみず	唾
五香	病症 病人の発する体臭	臊	焦	香	腥	腐
五竅	病因 五根から栄養を補充するもの	眼	舌	唇	鼻	耳
五志	病症 感情の表現がすぎることで五臓を傷つける	怒	喜	思	悲 憂	恐 驚
五声	病症 病人の発する声色	呼	笑	歌	哭	呻
五悪味	病因 五臓を損なう味	辛	鹹	酸	苦	甘
五悪	病因 五臓を損なう外気の性質	風	熱	湿	燥	寒
五支	病因 五臓の精気の状態が反映される場所	爪	面	唇	毛	髪
五神	病因 五臓に属する精神	魂《こん》	神《しん》	意《い》	魄《はく》	清《し》(志)
五情	病因 病気の原因となる人の状態	仁	礼	信	儀	智
五季	病因 病気の出やすい季節	春	夏	土用	秋	冬
五刻	病因 病気の出やすい時刻	朝	昼	正午	夕	夜
五方	病因 病気の出やすい方角	東	南	中央	西	北
五労	病因 過労を起こす動作	歩	視	坐	臥	立
五変	病症 病人の動作の特徴	握	言	吃	咳	震

養　生　法		木	火	土	金	水
五味	五臓を養う味	酸	苦	甘	辛	鹹
五果	薬用になる果実	李	杏	棗	桃	栗
五菜	薬用になる野菜	韮	薤	葵	葱	もやし
五穀	薬用になる穀物	麦	黍	粟	米	豆
五畜	薬用になる家畜	鶏	羊	牛	馬	豚

ら、こういう〝困った〟出来事が起こったのかぁ」と納得できるようになります。

そして、「こういう流れで〝困ったこと〟が起きたのだから、それを変えていくためには、こんなふうにすればいいんだ」と、対処の仕方も見えてくるようになります。

私は、この五行の見方・考え方に感動、感激して漢方の道に入りました。

漢方の診断をする際は、この五行の表に基づいて、どの漢方薬を処方するか、提供する薬膳にどの食材を使うかを考えていきます。五行には、それぞれに対応する色があります（木＝青、火＝赤、土＝黄、金＝白、水＝黒）から、色で区別しながら書き込んでいくのですが、私は今でもこのときワクワクが止まりません。

この五行が、実際にこの世で起こる出来事とどう関係しているのでしょうか。

一つの事例をご紹介しましょう。

これは私の身の上に起きた出来事です。

ある秋の日のことです。

夕方の診察を終え、その日はお友だちとご飯を食べに行く約束がありました。

車を走らせること数分。ドーンと突然の強烈な腹痛に襲われました。

あわてて家に戻り、その日の食事はキャンセル。

大量の冷や汗、吐き気も止まりません。トイレに駆け込むと、激しい下痢、下血……一晩中トイレから出られませんでした。

翌日、病院で検査を受けました。

大腸ファイバーの結果、下行結腸のびらん壊死、縦走潰瘍が見つかり、虚血性大腸炎と診断されました。その日から一週間入院です。

どうしてこうなったのかしら……。

大腸の病気。じつはこれは秋に多く、夕方に起こりやすいんです。

先ほどの「五行色体表」を見てみましょう。

大腸は「五腑」の「金」にあたります。秋は「五季」の「金」、夕方も「五刻」の「金」。しかも、私の診察室は西（「五方」の「金」）にあり……。

きゃあ、全部当てはまる！

そういえば、その少し前に、クリニックの同僚医師から、私の顔色が悪いことを指摘されていました。自分でも白っぽいなぁと思っていたんです（白は「五色」の「金」）。

仕事上のトラブルが起こっていて、儀（礼儀。儀は「五情」の「金」）を知らないやり方に最初は怒っていましたが、それが悲しみ（悲は「五志」の「金」）

になっていました。気を紛らわすために苦い（苦は「五悪味」の「金」）コーヒーをたくさん飲み、泣いて（泣＝哭は、「五声」の「金」）いました。喉も詰まっていたようで、声も出づらくなりました（声は「五役」の「金」）。

え〜！　全部当たってる〜！

これでは大腸が病気になるはずではありませんか。

そして、この私のからだに起こったことをちょっと上から見てみることで、わかったことがありました。

それは、「五神」の「金」にあたる「魄《はく》」が大きく関係していました。

「五神」とは、人間の精神活動を五行の観点から見たものです。このうち「魂《こん》」と「魄《はく》」は、どちらも「たましい」を指しますが、両者は対照的な関係にあります。

魂は精神をつかさどる「陽の氣」で、死ねば天に昇っていきます。

魄は肉体をつかさどる「陰の氣」で、死ねば地に溜まります。人の想いや念を表す「執着」と言ってもよいものです。

そうです。私は、起きたトラブルに大きな「執着」を持ち、私の魄を増大させたのです。もし、このまま死んだなら、私の魄は私の白骨化した肉体のまわりに念をもってたまり、地に還（かえ）れなくなります。

やばいです。

そこで、大腸が虚血性大腸炎という陣痛に匹敵する痛みで、私にこのことを教えてくれたのだとわかりました。

この世の中の不条理は大きく広く、突然に口をあけて迫ってきます。

人生の河の流れを五行で読んでいくと、せき止められたり淀んだりする理不尽な出来事が納得できるように置き換えられます。

その途端に青い空が頭上に広がることもあるのです。

昔の人は養生法までちゃんと教えてくれています。「金」の養生によいのは、「五穀」では「米」、野菜（五菜）は「葱」、果物（五果）は「桃」です。私はお米を食べ、葱を食べ、桃を食べます。

でも、一番大切なことは、今の自分の状態をちゃんと認めることです。「何とかしよう」と焦っても、「どうにかしたい」ってがんばっても、じつはどうにもならないんです。それよりも、「そうなんだ」とわかること。そして、今自分がそういう状態にあるってことを認めること。そこから、次の扉が開かれてゆきます。

⑤ 季節の養生法

先ほどお伝えした五行の色体表と合わせてみていくと、季節の養生法がわかります。

1 春の養生

春は、植物が芽吹き、生長を始める季節です。人間のからだの気も上に外にと伸びやかに、盛んに動き出します。新陳代謝が活発になり、デトックスにも最適の季節です。

「春一番」といわれるように、春先は風が強い時期です。

中医学では、気を滞らせるものを「邪気」といい、からだの正常の働きを乱したり、弱い部分にたまって病気の原因になったりすると考えます。

春の邪気は「風」です。風邪《ふうじゃ》によってウィルスなどがからだに入りやすくなり、アレルギー反応が起きやすくなります。

外の風が感情を揺らすので、感情の変化が大きくなったり、イライラして怒りっぽくなったりします。

生活環境の変化が多いこの時期は、風邪《ふうじゃ》に注意が必要です。


春に注意しなくてはならない臓腑は「肝」です。

春は陽の気が盛んになるので「肝」が興奮しやすく、のぼせや頭痛、高血圧、イライラ、目の充血、知恵熱、顔のむくみ、鼻炎などの原因になります。

暖かくなると、体内の働きも活発になるので「血」を消費するようになります。

すると「肝」の血が不足して、目のしょぼつき、こむら返り、足がつる、よく夢を見るといった不調が出やすくなります。

五行によると、春に対応する色は「青」で、味は「酸」です。肝にいいものは、緑の葉野菜や山菜、そして酸味のものです。

特に山菜は解毒作用があり、「肝」の働きを助けるのでおすすめです。

●春におすすめの食材

ふきのとう、たらの芽、うどなど春の山菜や菜の花

……山菜やほろ苦い味のする春野菜は、冬の間に体内にたまった老廃物を排出し炎症を鎮めます。

クレソン、セロリ、春菊、三つ葉、しそなどの香り野菜や、玉ねぎ、そば

……香り野菜は、気の巡りをスムーズにしてストレス解消に役立ちます。

にんじん、ほうれん草、アボカド、小松菜、落花生、ごま、イカ、ほたて

貝、豚肉、卵、クコの実
……春に肝の働きが過剰になると、からだに必要な血や津液（体液）を消耗してしまうため、血を補って肝の働きを整える食材や、津液を補いからだにうるおいを与える食材を適度にとることが必要です。

豆腐、セリ、トマト、セロリ、白菜、あさり、はまぐり
……体内の余分な熱を鎮めて、クールダウンさせてくれます。

米、大豆、しいたけ、長芋、はと麦、えんどう豆、鶏肉
……しっかりと気を補い、胃腸の働きを整える。肌のバリア機能を高めることにもつながります。

2 梅雨の養生

日本では季節の変化を四季でとらえますが、中医学ではこれに梅雨（中国で

は長夏にあたる）を加えて季節の変化を五季で考えます。

雨が降り続き、湿度の高い梅雨は、気分もなんとなくどんよりするものですよね。じつは私たちのからだの中にも余分な水分が溜まってしまい、からだが重だるくなりやすい時期なのです。


梅雨の邪気は、湿邪《しつじゃ》といい、からだのだるさ以外にも、むくみや下痢などの症状が出やすくなります。お肌の面では、分泌物の出る皮膚炎などのトラブルが起こりやすくなります。

また、梅雨の湿気は胃腸消化器系に負担をかけ、胃のもたれ、食欲不振などの症状も招きます。

日本は湿度の高い島国です。梅雨だけではなく、季節の変わり目は雨が多く、消化器系に負担のかかる時期がよくあります。

胃腸の機能を高める食材や、香りで湿気を飛ばす食材などを取り入れながら、水はけのいいからだづくりを目指しましょう。

●梅雨におすすめの食材

米、長芋、じゃがいも、とうもろこし、キャベツ、いんげん、しいたけ、たら、いわし、すずき、かつお、さば、鶏肉、牛肉

……梅雨の湿気（湿邪）でダメージを受けやすい胃腸の機能を補ってくれます。

はとむぎ、黒豆、小豆、空豆、冬瓜、金針菜《きんしんさい》、とうもろこしのひげ、はも、すずき

……からだにたまった余分な水分を排出するのに役立ちます。

ねぎ、しょうが、パクチー、三つ葉、みょうが、ししとう

……からだを温めることで体内の水分代謝を高め、湿気を汗として発散させるので、梅雨冷えのときにおすすめです。

うど、ジャスミン茶、陳皮《ちんぴ》
……香りのある食材は、体内の気の巡りをよくすることで、湿邪を追い払う
といわれています。

緑豆、豆腐、きゅうり、セロリ、そば
……蒸し暑くじめじめした日の場合は、余分な熱をクールダウンさせなが
ら、湿気を取り去ります。

3 夏の養生

高温多湿な日本の夏は、蒸し暑さでイライラしたり、不眠、めまい、動悸、
高熱、口渇、食欲不振などのトラブルを招きやすい季節です。

夏の邪気を、火邪《かじゃ》または暑邪《しょじゃ》と呼びます。

強い日差しによってからだに余分な熱がたまると、大量の汗をかきます。これは気・血・津液を消耗し、夏バテや、ひどくなると熱中症などを引き起こします。

暑さから起こるトラブルを防ぐためには、からだにたまった余分な熱を冷まし、失ったうるおいやエネルギー（気）を食べ物で補うことが重要です。

薬膳では、汗をかきすぎると、元気の気も一緒に流れ出てしまうと考えます。そこで、収斂（組織を縮める）作用があり、汗の出過ぎを防ぐ、酸味の食材をうまく取り入れることも有効です。

一年のうちでいちばん体力を消耗しやすい時期でもあるので、真夏の激しい運動はなるべく控え、適度な休養を心がけましょう。

●夏におすすめの食材

トマト、きゅうり、ズッキーニ、冬瓜、なす、キウイ、すいか、豆腐、豚肉……からだにたまった余分な熱を取り除くとともに、からだに必要なうるおいを補い、のどの渇きを解消します。

苦瓜、きゅうり、緑豆

……からだにたまった余分な熱を取り去り、解毒する働きがあります。

長芋、とうもろこし、枝豆、かぼちゃ、米、たこ、あじ、かつお、桃

……夏に弱りやすい胃腸の働きを助け、元気をつけます。

なす、とうもろこし、冬瓜、きゅうり、ズッキーニ、苦瓜、枝豆、はと麦

……からだにたまった余分な水分を排出し、むくみに有効です。

夏は暑さから、つい冷たい食べ物や飲み物を欲するようになりますが、冷たい食べ物や飲み物の取り過ぎは胃腸の働きを弱めます。夏バテ防止の意味で

も、冷たすぎる飲み物などは避けましょう。

4 秋の養生

秋は、空気が乾燥し、私たちのからだの中も乾燥が招くトラブルが起こりやすくなります。

秋の邪気を燥邪《そうじゃ》と呼びます。これは乾燥のことです。

乾燥の影響を最も受けやすいのが「肺」です。肺は、呼吸器系や皮膚、大腸の働きとも関係が深いため、肺が渇くと空咳が出やすくなったり、乾燥肌になったり、便秘などの不調を招くといわれています。

精神を落ち着かせ、やたらと動き回らずゆったり腰をかけ、ゆっくりしゃべり、肺の気を損なわないように生活します。

この季節は、からだを乾燥から守ると同時に、食べ物の力を借りて、中からもうるおすことが大切です。夏の間にたまった疲れをとり、これからくる冬に備えて、旬の食材でエネルギーをしっかり蓄えておきましょう。

夏の暑さが残る初秋は、スパイスの効いた刺激の強い料理などをとりすぎると汗をかくことで、さらにからだがうるおいを失ってしまうので気をつけてください。

秋も深まり寒気を強く感じるようになったら、生姜やねぎなどからだを温め、気の巡りをよくする食材をうまく食卓に取り入れるとよいでしょう。

肺の働きを補ったり、津液や血を補ったりすることでからだをうるおし、呼吸器系のトラブルや秋の乾燥が招く便秘や肌のかさつきの解消に役立ちます。

●秋におすすめの食材

大根、れんこん、白ごま、百合根、山芋、卵、牛乳、豆乳、豆腐、いか、豚肉、牡蛎、白きくらげ、はちみつ、梨、柿、ぶどう
……からだをうるおします。

里芋、さつまいも、山芋、牛肉、鶏肉、いわし、さんま、さば、米、きのこ類、くるみ、栗、なつめ

……気を補い、胃腸の機能を高めます。秋から冬に流行りやすい風邪やインフルエンザなどに負けない、免疫力の高いからだづくりに効果的です。

5 冬の養生

冬は静かに内面をみつめる季節です。ひそかにゆっくりと暮らします。

寒さが日に日に厳しくなる冬は、どうしても気血の巡りが悪くなってからだも縮こまり、パワーダウンしやすい季節です。

冬の邪気を寒邪《かんじゃ》と呼びます。寒邪の影響で、冬は肩こりや生理痛、腰痛などの冷えが原因となる痛みを伴う症状のほか、心筋梗塞や脳梗塞など血管に関係するトラブルも起こりやすくなります。

冬は「腎《じん》」が消耗しやすい季節です。腎とは、体内の水分代謝のコントロー

ルのほか、ホルモン、生殖器、泌尿器、免疫系などを司るシステムのことで、「生命力の貯蔵庫」ともいわれ、冷えを嫌います。

特に、三つの首（首、手首、足首）を冷やさないようにしましょう。

生ものや冷たい飲み物などは避け、からだを中から温め気血の巡りよくする食材や、腎の働きを助け免疫を高めてくれる食材を意識して取り入れるとよいでしょう。

腎は人間の発育や老化とも深く関係しています。冬の間に腎をしっかりケアすることは、アンチエイジング対策にもつながります。

●冬におすすめの食材

えび、羊肉、鶏肉、栗、くるみ、じゃがいも、ニラ、玉ねぎ、ねぎ、かぼちゃ、生姜、にんにく、山椒、シナモン
……からだを温めます。

黒米、黒ごま、黒豆、黒きくらげ、海草類、牡蠣、えび、ニラ、くるみ
……腎の働きを助けます。

穀物、きのこ類
……気を補い、免疫力をアップします。

柚子、みかん、きんかんなどの柑橘類
……気の巡りをよくします。

6 漢方と薬膳——天の気・地の気・人の気

人のからだは「気」「血」「水」で成り立っている——漢方ではそう考えると、先ほど述べました。これらの大元になっているのが「精」です。

精は、生命体の根本要素で、私たちのからだをつくり、気・血・水を構成し、成長・発育などすべての生命活動を司っているものと考えます。

精には、「先天の精」と「後天の精」があります。

「先天の精」は、両親からもらった生命エネルギーで、発育や成長の原動力になります。生まれ持った「精」すなわち、親からもらった「先天の精」が強ければ、それだけ生命活動が充実し、長生きできる可能性があります。

では、「先天の精」があまり強くないものであったら、その人は病気がちで生命活動が充実せず、短命に終わるのかというと、そんなことはありません。精には、後天的に獲得する「後天の精」があるからです。私たちは生まれたあとからでも、さまざまなものを後天的に摂り入れることで「後天の精」を獲得し、生命エネルギーを補うことができるのです。

では、「後天の精」はどのようにして得られるのでしょうか。

結論からいうと、「天の気」および「地の気」から得られます。

「天の気」とは、天（宇宙）に満ちているエネルギーのことです。私たちが呼吸をすることによってからだに酸素を摂り入れているのも、天の気をいただいていることになります。

「地の気」は、大地のエネルギーのことです。植物や、私たちが食べる作物は、地の気を摂り入れて生長しているんですね。

呼吸によって「天の気」をいただき、食べ物から「地の気」をいただく。私たちの中でそれが合わさって「人の気」が生まれます。すなわちそれが「後天の精」になると考えられています。

これが一般的な漢方の考え方ですが、私自身はもうちょっとアレンジした考え方も持っています。

私の考えるもう一つの天の気が得られるところとは、「自分がいちばんほっとできる場所」です。「ふーっ」と大きく深呼吸できる場所が、多くの天の気を得られるところだと思うんです。

ある人は、海辺に立つとほっとできるかもしれません。ある人にとっては、多くの緑のある森の中、ある人にとっては都会のど真ん中のキラキラしたところなのかもしれませんね。ご自身のほっとできるところ、居心地のいいところに身を置くことで、天の気が養われると思います。

私はというと、どこかに出かけた帰り、新幹線の最寄り駅である岐阜羽島駅を降りてきたときでしょうか。自分の車のドアを開けて運転席に座ると、ほっとします。自分の居場所に帰ってきたように、なんだか心が安らぐのです。自分にエネルギーをくれる場所、ほっとできる場所、自分自身がいるべき場所が、天の気を得られるところではないでしょうか。

「地の気」も同じ。

それは、自分の大好きな食べ物です。それを口にするとなんだかワクワクしたり、ほっとしたり、自分のエネルギーを上げてくれる食べ物。それが、地の気を得られる食べ物だと思うんです。

私の地の気を得られる食べ物は、お蕎麦ですね。私、蕎麦が大好きなんです。いちばんはおろし蕎麦。普通につゆでいただくのも好きですが、オリーブオイルとお塩でいただくスタイルも大好きです（お蕎麦屋さんには怒られちゃうかもしれませんが）。

こうやって考えているだけで、お蕎麦が食べたくなってきました。

そう、こんな気持ちにさせてくれる食べ物が、その人にとってエネルギーを与えてくれる地の気となるのです。

こうして得た、天の気・地の気が「人の気」となります。エネルギーを上げてくれる天の気・地の気は人それぞれ違います。違っていいのです。

私のエネルギーを上げる天の気・地の気と、あなたのエネルギーを上げる天の気・地の気は違います。

あなたの「後天の精」となる天の気・地の気は、なんでしょうか?

PART

II

あなたのための「おくすりなごはん」

～パーソナル薬膳の実例～

パーソナル薬膳とは

私たちは一人ひとり顔かたちが違いますよね。
服も、それぞれの体形や好みに合った、違うものを着ています。
食べ物も同じです。自分に合った食べものを自分に合った調理法で食べる。
それが漢方の考え方です。

人それぞれ、生まれつき持っている性質・体質があります。そこに、生まれてから今まで食べてきた食事や生活習慣が加わって、今のあなたのからだができあがっています。

不調は同じように見えても、それぞれの体質に由来するので、おくすりも養生法も違います。

私たちのからだは、食べたものでできています。ということは、食べるものが変われば、からだは変わるのです。食べるものをその人の本来の性質や体質に合ったものに変えれば、自然とからだは健やかさを取り戻していきます。

私の診察を受けると、自分に合った食材は何か、どのように調理して食べるのが適切かといったことを知ることができます。

漢方診察と同時に血液検査も行い、たんぱく質、脂質、糖質、ミネラル、ビタミンなどの数値を見ます。そのうえで、その人専用の「食事のカルテ」をつくるんです。

その「食事のカルテ」には、あなたの性質・体質に合ったおすすめの食材、控えたほうがよい食材、おすすめの調理法などを詳しく記載しています。

船戸クリニックには、「ヴィラカンポ（Villa CAMPO）」という宿泊ができる施設があるんです。

ヴィラカンポは、滞在型のメディカルハーバルリトリート施設で、利用者の皆さんには、忙しい日常からちょっと距離を置いて、自分らしく生きることに向き合う時間を過ごしていただいています。

漢方診察など、必要な診断を受けていただくと、同じ敷地内にある「フナクリ食堂」で、あなたの性質・体質に合った「パーソナル薬膳」をディナーとして提供しています。

このＰＡＲＴⅡでは、実際に私の漢方診察を受け、「食事のカルテ」にしたがって調理したパーソナル薬膳を召し上がってくださった方々の事例をご紹介します。

CASE 1

老年期の母と更年期の娘、親子二人三脚のおくすりなごはん

母親のIさん（女性、81歳）の場合

主訴：軽度のリウマチ、腰・肩・手首の痛み

証：腎陽虚

立法：温補腎陽止痛

娘のJさん（女性、53歳）の場合

主訴：眼精疲労、肩こり

証：気血両虚

立法：益気補血養目

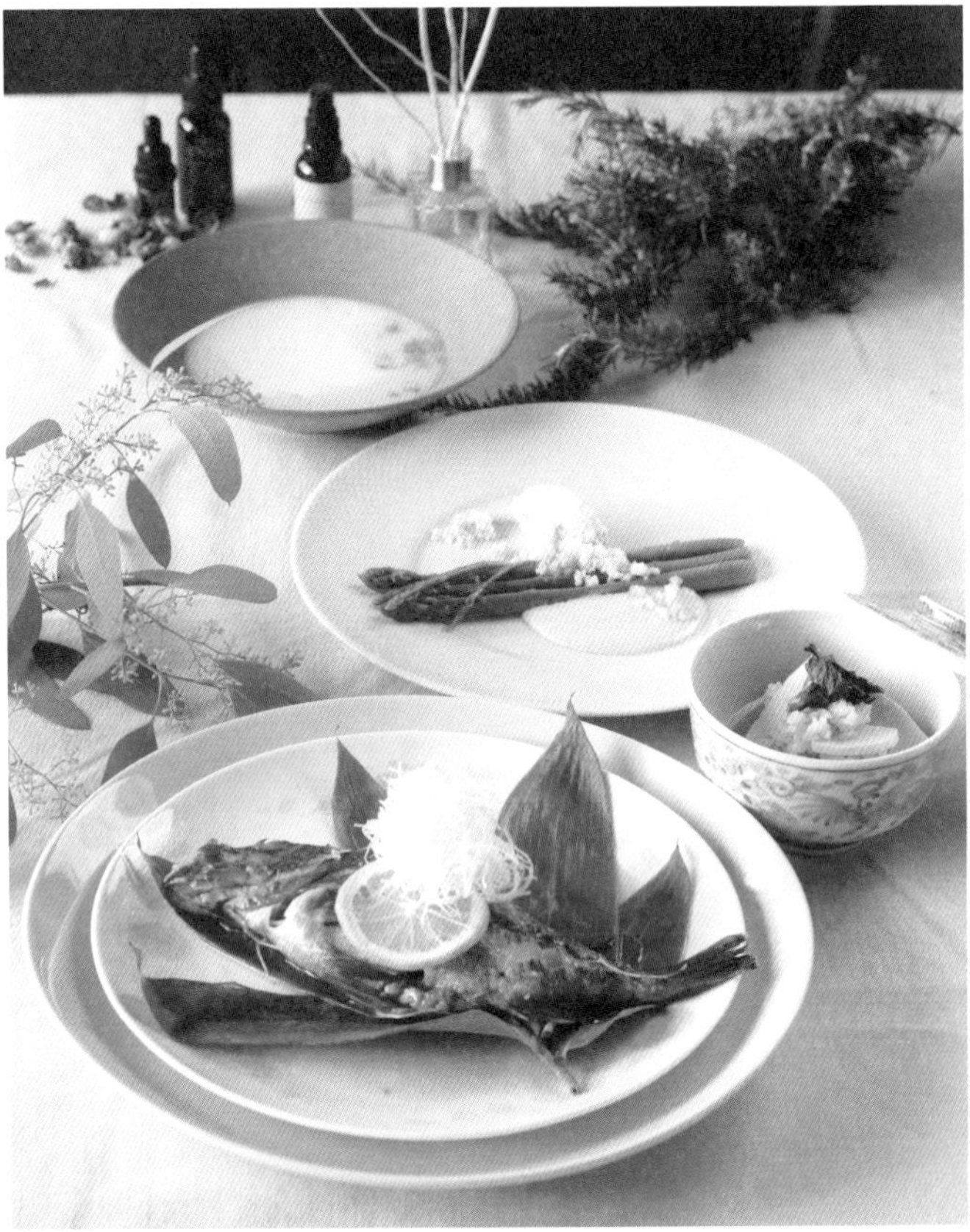

Iさんのおくすりなごはん ＊漢方茶は十全大補湯

前菜：ヴィラカンポの畑のサラダ

主菜：めばるの中華蒸し

主飯：枸杞の新芽とたけのこごはん

デザート：杏仁デザート

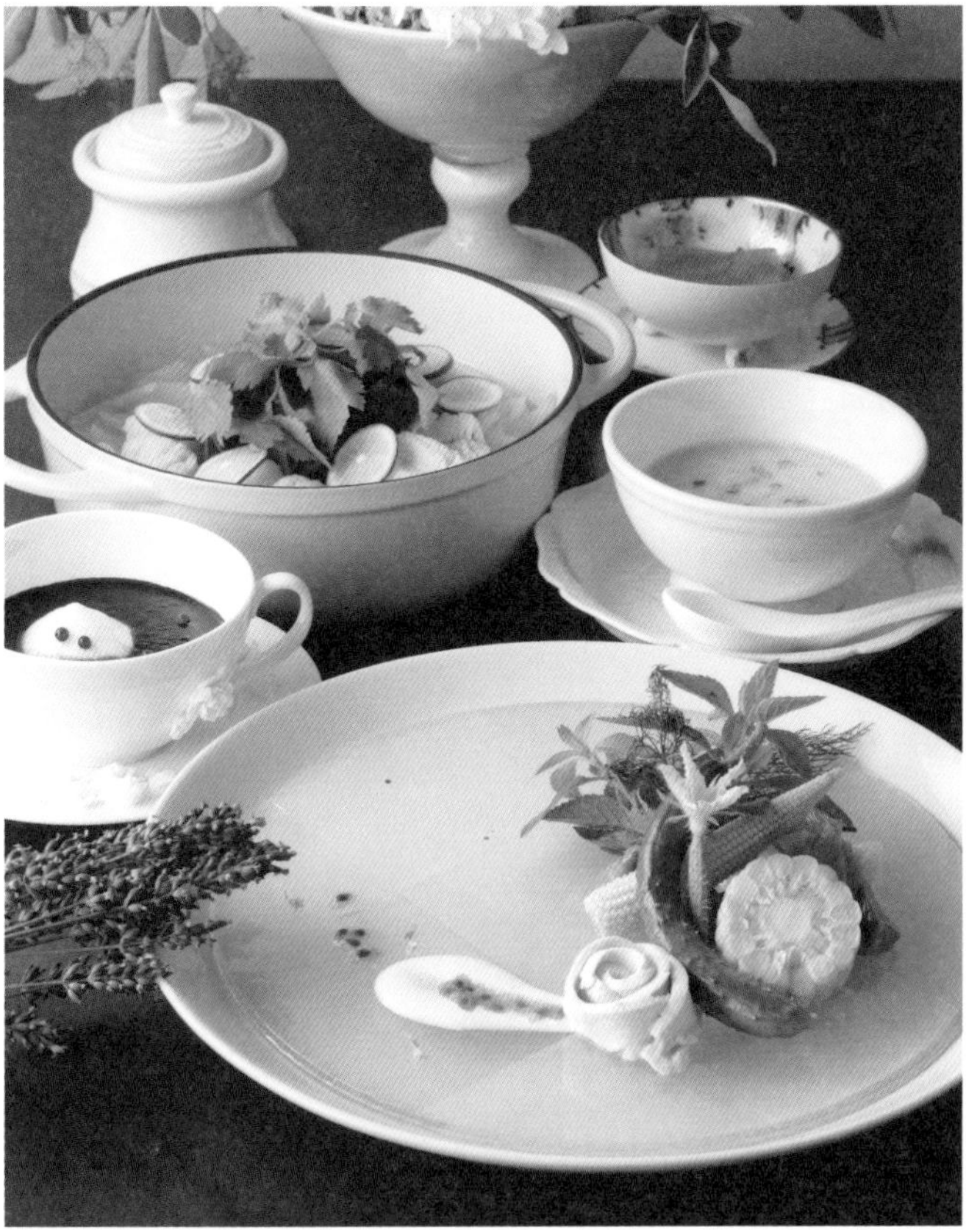

Jさんのおくすりなごはん　＊漢方茶は帰脾湯

前菜：ヴィラカンポの畑の夏野菜とともに
主菜：はも鍋
主飯：はも雑炊
スープ：ビーツのスープ
デザート：びわの寒天

お友だちに紹介されて親子で漢方外来を受診されたＩさんと娘のＪさん。母親のＩさんは仕事を引退し、自宅で過ごされていました。娘のＪさんは、仕事をしながらお母様と同居しているということで、お二人一緒に受診してくださいました。

私のところには、お一人で受診される方もあれば、ご夫婦や親子で受診される方もいます。

親子であっても、体質は違います。年齢による特徴もあります。当然、お薬は違うものをお出ししますが、私のおすすめする日々のごはんも処方が違ってくるのです。

でも、ご夫婦や親子など、一緒に暮らしている場合は、おすすめの食べ方や食材が全く違うというのは、ご飯を作る人が大変です。

そこで、私の「パーソナル薬膳」を受けてくださった方には、お一人おひとりにおすすめの食べ方や食材と同時に、なるべくお二人に共通の食材もお伝えするようにしています。別々に仕立てて食べるのは、大変すぎますからね。

母親の1さんにおすすめの食べ方

①減塩を意識しましょう。塩分過多の傾向にあります。
・麺類と汁物に注意しましょう。
・梅干しや漬物に注意しましょう。
②高たんぱくを意識しましょう。
③朝食にたんぱく質食品を一品増やしましょう。
④野菜は柔らかく煮てスープに、豆類は豆腐でとると量がたくさんとれます。
⑤おなかがすいたときに、少しずつゆっくりと食べましょう。
⑥できるだけ温かく、やわらかいものを食べましょう。
⑦骨粗しょう症のためにも、お出汁を作りましょう。（煮干・昆布・かつお節・しいたけ）

⑧食生活は定時、定量とし、生活リズムをとりましょう。
⑨控えていただきたい食材
・塩漬けの魚（干物・すじこ・佃煮・塩辛）
・塩漬けの肉（ソーセージ・ハム）
・食品添加物

娘のＪさんにおすすめの食べ方

①体重が減らないようにしましょう。ＢＭＩが18です。
②おなかがすいたときに、よく噛んで食べましょう。
③水分摂取を意識しましょう。
④減塩を意識しましょう。
・麺類と汁物に注意しましょう
⑤お出汁を作りましょう。（煮干・昆布・かつお節・しいたけ）
⑥調味料は無添加、シンプルなものを選びましょう。

加熱油はオリーブオイル（オメガ9）（180度以下）
非加熱油はアマニオイル（オメガ3）にしましょう。

⑦控えていただきたい食材
・揚げ物、炒め物、油の多い料理、脂肪の多い料理
（ラーメン・チャーハン・野菜炒め・動物の脂・三枚肉）
・塩漬けの魚（干物・すじこ・佃煮・塩辛）
・塩漬けの肉（ソーセージ・ハム）
・食品添加物

二人に共通のおすすめの食材

【葉菜類】キャベツ、ほうれん草、チンゲン菜、レタス、白菜、小松菜、セリ、ブロッコリー、明日葉、カリフラワー
【果菜類】かぼちゃ、エンドウ、枝豆、そら豆
【根菜類】かぶ、にんじん、さつまいも、山芋、じゃがいも、里芋、ビーツ

【穀　類】燕麦、米、もち米、黒米、あわ、大麦、小麦、はと麦、きび、そば、高きび

【豆　類】白いんげん、黒豆、大豆

【きのこ・木の実】しいたけ、まいたけ、栗、マッシュルーム、落花生、きくらげ、銀杏、くるみ

【魚】あじ、たら、うなぎ、鮭、いわし、さば、さんま、ぶり、たい、いしもち

【甲殻類・貝類・海藻】海老、たこ、ほたて、牡蠣、いか、しじみ、ムール貝、ひじき

【肉類・たまご】鹿肉、羊肉、牛肉、豚肉、鶏肉、鴨肉、鶉卵

【果　物】ブラックベリー、ラズベリー、マルベリー、桃、さくらんぼ、ぶどう、メロン、ライチ、かりん、びわ、パイナップル、イチジク、レモン、キウイフルーツ

CASE 2

「後天の気」を補うおくすりなごはん

Hさん（女性、71歳）の場合

主訴：疲れやすい

証：気陰両虚（心脾両虚）、腎虚（腎陰不足）

立法：益気養陰安神

ヴィラカンポのリトリートに参加してくださったHさん。これをきっかけに、ご自身の体調管理（養生）のため船戸クリニックに通っておられます。

最初に診察を受けてくださったときに感じたのは、からだの左側に何か違和感があったことです。

そのことをHさんにお伝えしたところ、「からだのどこかに書いてあるんでしょうか?」「なんでそんなことがわかるのですか?」と質問攻めでした。

検査の数値で出ているものではありません。診察室に入ってこられたときのHさんを見させていただき、お顔を拝見し、手を拝見して、思ったことをお伝えしました。これが漢方の「望診」というものです。

望診とは、顔色、肌質、鼻筋、おでこの形、耳の形、唇の厚さ、目の大きさ、左右の違い、顔の色、青・赤・黄・白・黒がどこにあるか、声の音色、舌、手のひらを診て、からだからのメッセージを受け取ることです。

そして脈をとります。これを「脈診」といいます。

これらを通して、患者さんの気、血、水の流れを読み、患者さんの訴えと合わせて、肝、心、脾、肺、腎のどこに虚(足らない)、実(余っているか)があるかを判断する手がかりにしているのです。

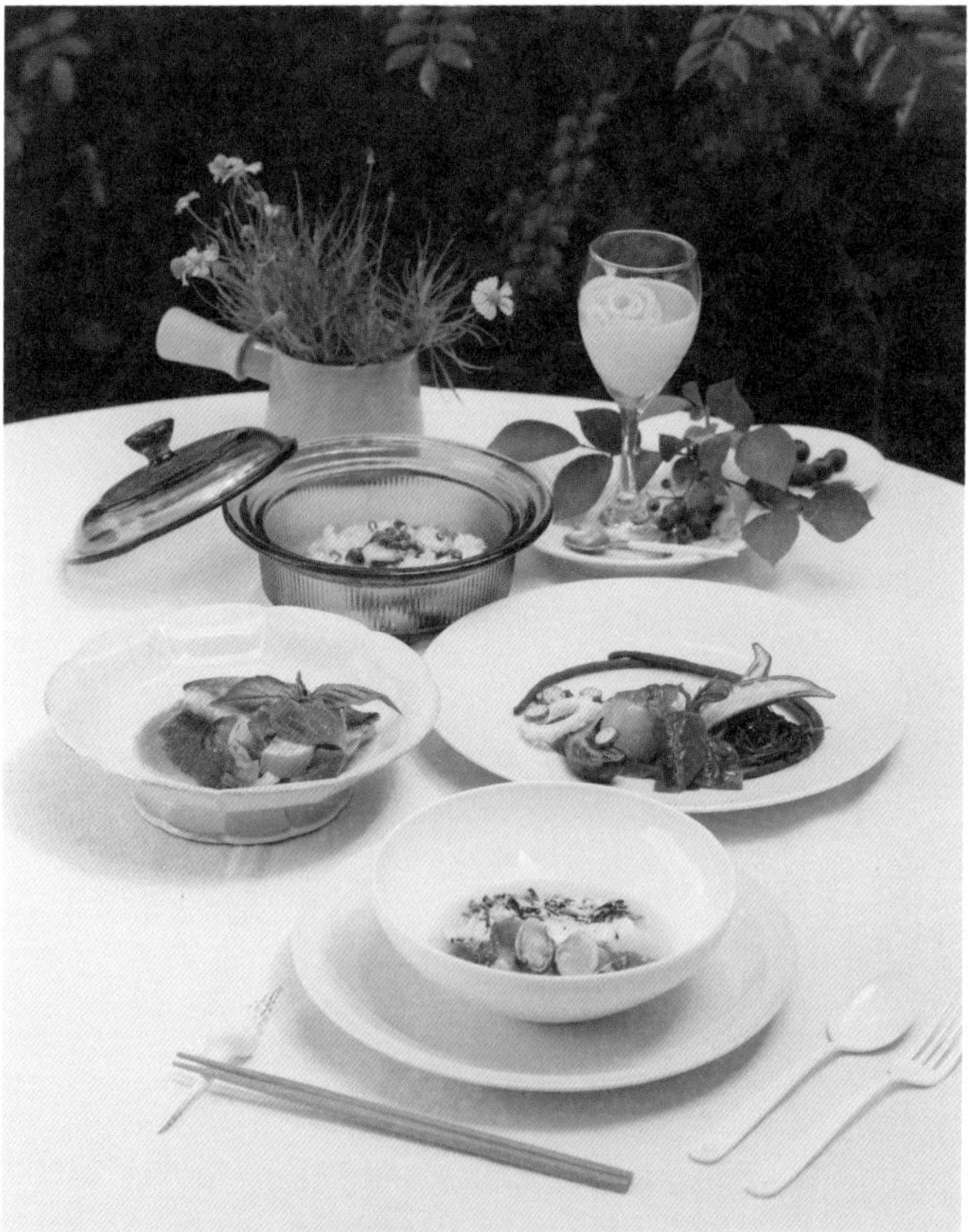

Hさんのおくすりなごはん　＊漢方茶は十全大補湯＋六味丸

スープ：ひじき入り自家製豆腐のあさりスープ
前菜：野菜のロースト〜ささみハムのせ
主菜：アジのラタトゥイユ
主飯：たこめし
デザート：桃寒天

こうして、「証」（患者さんの性質）を判断して、漢方薬、食材から調味料、調理方法まで選んでいきます。

「飲食不節」（食生活の乱れが病気の原因になること）といっても、人によってその中身は違います。すると処方する薬も違いますし、食材や調理法も変わってきます。

患者さんの性質と、一つひとつの食材を照らし合わせて、お食事カルテを作り、献立を考える。これがお一人おひとりのための「おくすりなごはん」（パーソナル薬膳）です。

Hさんは、生まれたときにご両親から受け継いだ先天の気が少なく、おからだが弱かったようでした。ただ、先天の気が少ないから人生がダメということではなく、それを後天の気で補うことで、健やかに生活することができるのです。

先天の気が少なかったけれど、上手に後天の気を補って楽しい人生を送っている方はたくさんおられます。

後天の気を補うのに大切なこととは「仁と徳」だと私は思っています。これは、生き方の話。食べることはもちろん大切ですが、自分自身の生き方で、後天の気は補えるものです。

次の項目で詳しく説明しますが、女性のからだは七の倍数で変化すると言われています。二八歳ごろにピークを迎え、その後ゆるく下り始めます。四九歳くらいを境に、からだが大きく変化します。いわゆる「更年期」と呼ばれる時期です。

そして老年期に入っていくのです。

七〇歳を過ぎたころからは、生まれたときの先天の気の弱さがまたからだに出てきます。ですから、Hさんも疲れやすいなどの不調が出てきて、漢方外来を受診されたのだと思います。

先天の気をしっかり蓄えてこの世に生を享《う》けた人でも、やはり七〇歳を過ぎるころには、からだの機能が落ちてくるものです。それでも、残された先天の気と後天の気を上手に使っていくことで、残りの人生を楽しく送ることはできます。

Hさんも、しばらく通われるうちに耳の位置が左右そろってきました。当院に来られたときより、耳の位置が対象となってきたのです。

漢方で考える耳とは、「腎」と通じているといわれます。先天の精気が蓄えられているのが「腎」です。ですから、望診の際にも耳をしっかり診ます。

朗らかで、かわいらしく、おちゃめな感じのHさんには、「喜んで生きてね。おいしいものを食べて自分らしく生きてね」とお伝えしました。

CASE 3

更年期を乗り越えるおくすりなごはん

Gさん（女性、53歳）の場合

主訴：更年期障害、高脂血症、ダイエットしたい
証：気滞瘀血・腎虚
立法：理気解鬱・滋陰・清熱解毒

「暑くって、暑くって……いったい、いつになったら落ち着くんでしょう？」

と、Gさんは首やひたいの汗を拭きながら診察室に入ってこられました。

「今日はいいお顔色ですね」なんて言おうものなら、「これはのぼせて赤いんです。ほら手足は冷たいんです」と息つく間もなくお話をされます。

こんなときはとにかく「うんうん」と言いながらお話を聞きます。

Gさんは五三歳。更年期の真っただ中で、のぼせ・ほてり・冷え・息切れ・めまい・不眠・イライラ・など、からだ中が大変です。

更年期は、からだが変わるときなのです。そのときに、あちこちで起こる不調を更年期障害って呼んでいます。

漢方では、更年期をどのように見ているのでしょうか。

漢方では、女性のからだは七の倍数で変わるといいます。

7歳：歯が生えかわり、永久歯となる。

14歳：初潮をむかえる。

21歳：女性のからだが出来上がる。

28歳：女性としてのからだがもっとも充実する。

35歳：容姿の衰えが見えはじめる（顔のやつれ、髪が抜けやすくなる、ハリ、

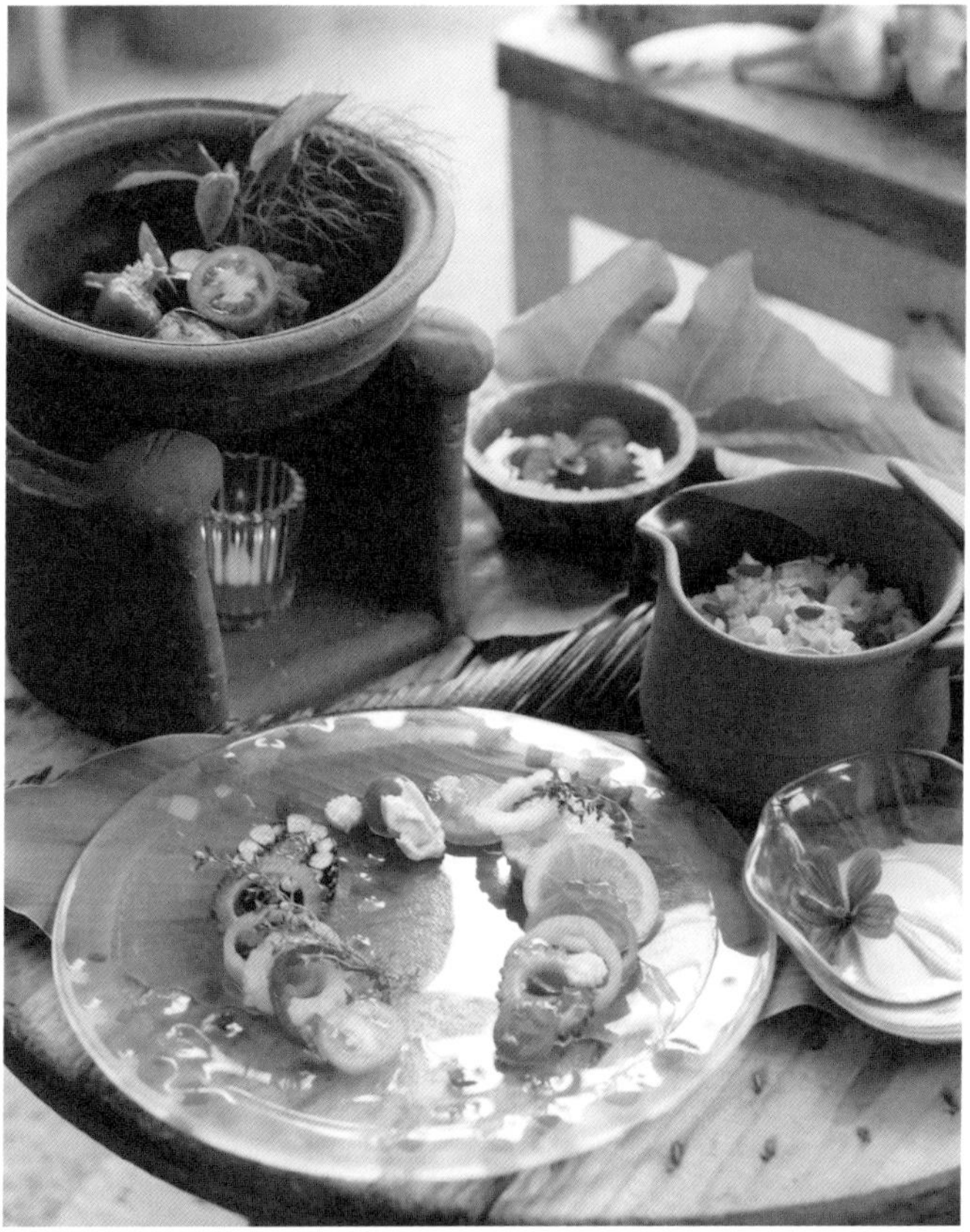

Gさんのおくすりなごはん　＊漢方茶は清暑益気湯

スープ：コーンスープ
前菜：夏野菜のマリネ
主菜：夏のスパイスカレー
主飯：大棗入りターメリックライス
デザート：すいかゼリー

色つやがなくなってくる）。
42歳：顔のしわ、白髪が目立つようになってくる。心身の不調が起こりやすくなる。
49歳：閉経。閉経前後に不定愁訴が起こりやすくなる。
56歳：体力の低下、イライラ、目の疲れ、体力の低下を強く感じるようになる。
63歳：動悸、息切れ、慢性疲労、不眠の症状を感じる。
70歳：腎気が減少する。

二〇〇〇年前に書かれた書物に記されたものですが、現代にも通じるものがあります。これによれば、女性は二八歳をピークにからだは緩やかに下りはじめます。
気血水がしっかりとあり、滞りなくからだの中をめぐっていれば、風が吹いても嵐が来ても大丈夫なのですが、長年からだを使いつづければ悲鳴も上げるというものです。人によって弱い部分や酷使してきた箇所は異なります。ですから、更年期の症状は、どこの臓腑で何が起こっているのかによって症状が変わってきます。

更年期の気になる症状には、こんなものがあります。

・血管運動神経症状……ほてり、のぼせ、多汗、手足や腰の冷え、動悸頻脈
・精神神経症状……めまい、耳鳴り、頭痛、頭が重い、眠れない、眠りが浅い、不安、憂鬱、イライラ、興奮しやすい、無気力、神経質、孤独感、気分不安定、物忘れ
・運動器官系症状……肩こり、頭痛、関節痛、背部痛、筋肉痛
・皮膚・分泌系……むくみ、動脈瘤、シミ、しわ、湿疹、皮膚のかさつき、口やのどの渇き、目の渇き、唾液異常分泌
・消化器系症状……食欲不振、胃もたれ、便秘、下痢、腹痛、腹部膨満感、

腹部痛、のどのつかえ
・泌尿器・生殖器症状……頻尿、残尿感、月経症状、排尿痛、性交痛、膣乾燥、性器下垂感、不感症、冷感症
・知覚系症状……しびれ、走感、かゆみ、知覚過敏、知覚鈍磨

このように、さまざまな症状があり、思い当たる方も多いと思います。

でも、注意していただきたいことがあります。

四〇代には、今までの生活のツケでもある生活習慣病からも似たような症状が出ます。Gさんも血液検査によって中性脂肪の値やコレステロール値が高かったのです。

ですから、更年期の気になる症状が見られたら、まずはドクターの診察を受けてくださいね。

Gさんの場合は、生活習慣病と合わせて更年期の症状が出ていました。ご本

人も本当につらかったと思います。

「いったい、いつになったら楽になるのかな」

と言いながらふーっとため息をつかれました。

からだがつらいと、どうしても気が落ちます。

そこで、「まずは顔を上げて、お肌のお手入れからいたしましょう」と提案しました。

ハリもつやもなくなって……と嘆かない。更年期だって、お手入れをしたら肌も変わります。だからまずはお手入れいたしましょう！


更年期を乗り切る方法は大きく二つあります。

ホルモン補充療法と漢方療法です。

私は、漢方の専門医ですので、ここでは漢方療法に関してお話しします。

漢方療法はからだに優しく、穏やかに効き目が現れ、からだ全体のコンディションを整えます。いくつもの症状が現れる更年期の症状は得意分野です。

よく使われる漢方薬「当帰芍薬散」には弱いホルモン作用もあり、冷えに効きます。

また、「加味逍遙散」は、クヨクヨして精神的にデリケートな気持ちを明るくしてくれます。

漢方薬大好き人間の私は、あの匂いをかいだだけで元気になる気がします。

もちろん、副作用もあります。が、その人の体質（証）をしっかりと見極めていれば、まずその副作用はありません。

だからこそ、きちんとあなたのからだを診て診断できる医師とタッグを組む必要があるのです。

ただ……薬を飲むだけではなく、日々の食事を含めた生活習慣も、しっかりと見直さないとだめですよ。


まずは食事です。
・野菜たっぷりの野菜スープ。ビタミン、ミネラルで肌の老化をストップさせましょう。

・高たんぱく、低糖質の食事を心がけましょう。脂っこいもの、塩辛いもの、甘い誘惑には注意してね。

・生食は避け、食材は「ゆでる」「蒸す」「煮る」のがおすすめです。それから運動です。

・ウォーキングがおすすめ。一日一万歩を目指しましょう。パートナーと一緒に歩くとなおよいです。

・ストレッチをしましょう。朝と夜の二回。からだをぐーーっと伸ばしましょう。

・お風呂はあまり熱くしないで、ゆっくりと半身浴を。

年相応に輝くことが、私は素敵だと思うの。八〇歳のおばあちゃんが、二〇代の女の子みたいなしわもないお顔では不自然でしょ。二〇代には二〇代の美しさがあり、五〇代には五〇代の美しさがあると思っているの。

あなたがあなたらしく生きていれば、それが本当にきれいだと思うのよね。

だから、あなたがあなたらしく生きるためにも、このからだの変わる時期に起こる不調を何とかしておきたいよね。

CASE 4 妊娠中のトラブルを解決するおくすりなごはん

Cさん(女性、28歳)の場合
病名:アトピー、貧血、むくみ、冷え(妊娠6か月)
証:気血両虚、瘀血、水滞、
立法:補気養血

Cさんは、小さいころから強いアレルギーに悩まされてきました。

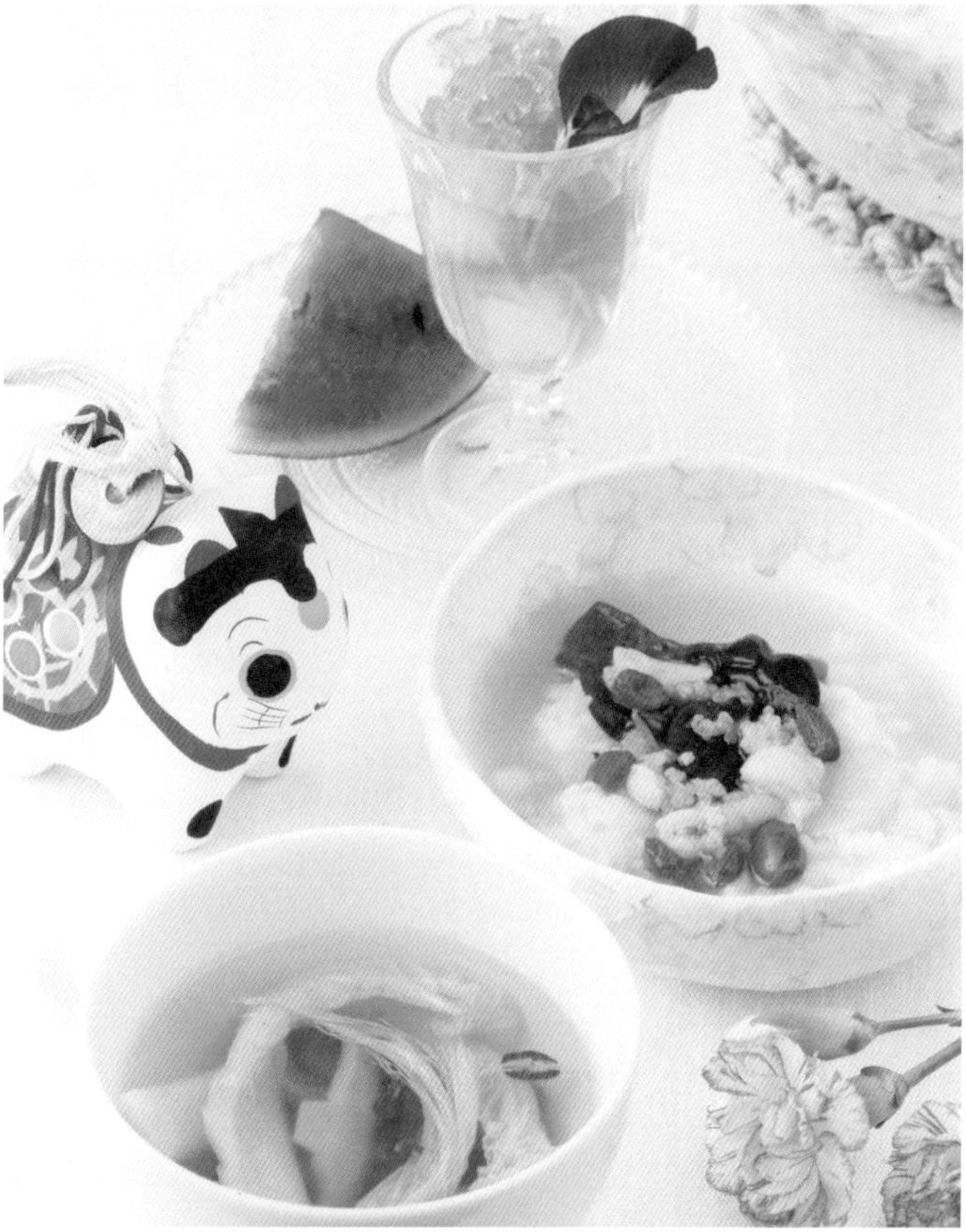

Cさんのおくすりなごはん ＊漢方茶は当帰芍薬散

スープ：南蛮毛と椎茸のスープ

主菜：八宝粥

デザート：すいかとバタフライピーのゼリー

お母さんは、食事を中心に生活習慣を気にかけて、親子で非常に頑張ってこられました。

結婚して間もなく妊娠。小さいころからのアレルギーのこともあり、Cさん自身が丈夫なからだで元気な赤ちゃんを産みたいということで来院されました。

元気な赤ちゃんを産むためには、まずは母体が元気でなければなりません。これまでも食事には気をつけてきましたが、妊娠中も食事を中心に体調を整えたいというのがご本人の思いでした。

Cさんには、貧血、むくみ、便秘など、妊娠中に多くの妊婦さんが不調として訴える症状が強く出ていました。そこで、気血を補い、水の巡りをよくして余分な水分をため込まないようにする食べ方のお話をしました。

妊娠中は、何かあっても西洋薬で対処しづらいことも多いものです。こういうときは、薬膳の出番なのです。

パーソナル薬膳会にはご主人も一緒に参加されて、お二人で新しく来てくれる赤ちゃんを迎える準備をする姿に、私も一生懸命応援したいと思っておりました。

パーソナル薬膳を受けられたあと、食生活に気をつけて過ごしておられましたが、もともと脾胃が弱く、水が溜まりやすい体質だったため、妊娠にともないむくみの症状がひどくなりました。

一か月の体重増加が八キロ（二週間ごとに計測した体重が四キロずつ増加）、腹囲にあまり変化が見られず、赤ちゃんもそれほど大きくなっていません。

それまで助産院に通っていたのですが、病院に切り替えたと連絡が来ました。

もともと脾胃の弱い人は思い悩みがちです。初めての出産ということもあり、Cさんはずいぶん悩んでいらっしゃいました。

このままでは妊娠高血圧症候群となり、母体も赤ちゃんも危険な症状になることもあるため、「これはやばいー！」と思って、Cさんのお母さんに次の処方を渡しました。

証：脾胃気血陰虚、水湿、気血両虚

立法：健脾利水、補気養血

メニュー1：粟と棗のお粥……むくみとり、貧血対策

メニュー2：冬瓜の生姜スープ……ウリ科の食べ物は冷やすので生姜を少し入れます。

メニュー3：ハト麦入り粥……ハト麦は利尿効果が強く冷やす性質があるので少し入れます。

メニュー4：黒豆と干しぶどうの黒砂糖炊き……黒豆は血の巡りや水分代謝をよくします。干しぶどう、黒砂糖は貧血対策

メニュー5：小豆の塩炊き……塩気は少しにします。

メニュー6：緑豆スープ……緑豆も水分代謝をよくする。

メニュー7：竜眼肉、枸杞子、棗……血の補給
メニュー8：八宝粥（小豆、落花生、棗、連子、百合、干しぶどう）
……これは女性の味方のお粥です。

Cさんは病院から安静にしているように言われたため、毎日お母さんが通ってごはんを作っておられました。

一か月で八キロ太ったCさんですが、食事を徹底的に変えたことで、二週間で四キロ近く体重が落ちたそうで、本人もお母さんもびっくりしておられました。

象さんのようにパンパンになっていた足が、ずいぶんすっきりし、貧血も高血圧も改善されました。食べ物のすごさを改めて実感されたようです。

一カ月後、Cさんのところに赤ちゃんが来てくれました。少し早く、少し小さく産まれました。

出産後、お母さんとともに来院されたCさん。心配の種はまだまだ尽きない

ようですが、きゃっきゃと笑う赤ちゃんの笑顔に私も癒されました。

妊娠高血圧症候群のはっきりとした原因はまだ解明されていませんが、重症化するとお腹の赤ちゃんに十分な栄養や酸素が行き届かず、赤ちゃんがお腹の中でうまく育たなかったり、またお母さんや赤ちゃんの命にかかわるようなことが起こる場合もあり、怖いものです。

Cさん場合は、妊娠中のトラブルに対しての薬膳処方でしたが、妊娠の有無にかかわらず、貧血、むくみなどに悩む女性は多いですね。また、生きるエネルギーを蓄える腎の機能低下は、更年期障害、加齢にともなう老化につながります。

そのようなとき、薬膳は力を発揮するなーと改めて感じたものです。

CASE 5

誰もが癒される魔法のスープ

Eさん（女性、71歳）の場合

病名：小腸がん
証：脾腎陽虚
立法：温補脾腎

小腸の働きってご存知でしょうか？

小腸は、胃でドロドロに消化された食べ物をムニュムニュと運びながら、膵液、胆汁、そして消化液の海をファーっとただよっている感じの絨毛を使って、食べ物の中の大切な栄養素を吸収している臓器なのです。

小腸は、大腸に比べて免疫機能が高く、がんの原因となりやすい毒物や細胞、ウイルスを排除する機能が強いので、がんの発症率の低い臓器です。

ところが、そんな小腸のがんと診断されて来院したEさん。

がんの治療に関する情報をインターネットであれこれ調べて「食事がいちばん大事。食べ物がいちばんの薬」という私の話に激しく同意をしてくださり、遠く関東からほぼ毎月お越しくださいます。

「先生がわたしに合ったもの、何をどうやって食べたらいいのかをちゃんと教えてくれたから、先生の作ってくれた食事のカルテを見ながら食事を作ります。

私のからだにはよくないものがあるということも、漠然とは思っていました。それを体系立てて話してくださるから、先生の言うことがすごく腑に落ちるんです」

そう言って、ヴィラカンポでお出しする食事を美味しそうに召し上がりま

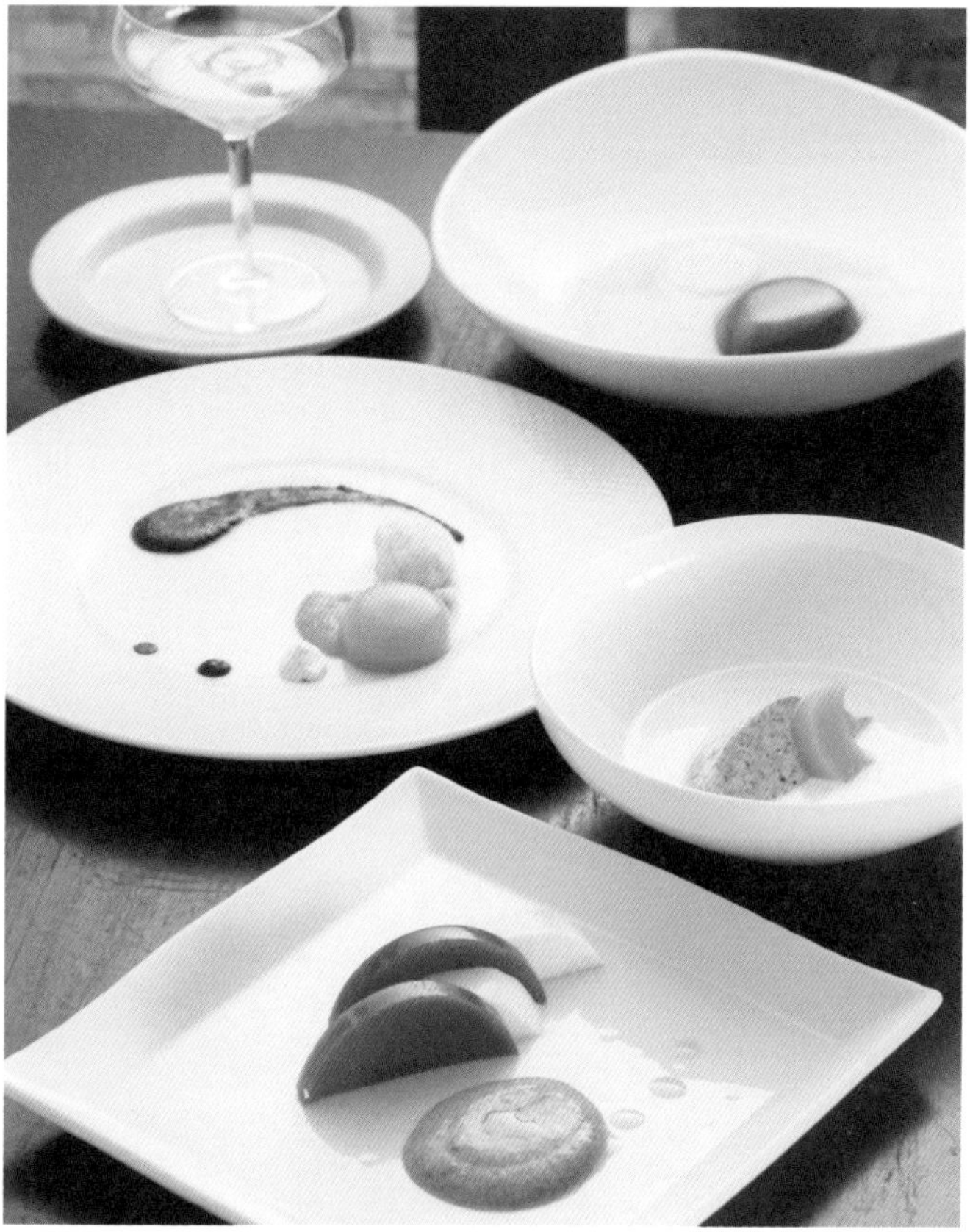

Eさんのおくすりなごはん　＊漢方茶は十全大補湯＋六味丸

スープ：牡蠣の豆乳スープ
前菜：ささみのサラダ
主菜：アンコウのくるみソース
主飯：黒豆入りほたてごはん
デザート：豆乳ヨーグルト～レスペラトロールかけ

す。

「ヒポクラテススープは家でもずっと作って飲んでいます。毎日飲んでも全然飽きません。

家族はね、最初のころは塩を入れていたけれど、今は私と同じ無塩で飲んでいます。家族も楽しみにしてくれています。病人食、治療食というより、わが家では、常備菜となっています。

この病気になって、うまく消化できなくなったとき、もう美味しいものがいただけないと悲しくなりました。でも、今は肉でも魚でも野菜でも、みんなポタージュやペーストにしていただいています。塩分は控えめにしているけど、ちゃんと味はわかるし、よく食べることができるから、本当に美味しくいただいています。

ここに来ると三食を安心して食べることができるから、病気というよりリゾート気分で、からだをきれいにする旅だと思って毎月来ています」

そう優しく微笑むEさん。毎月いらっしゃるのは漢方外来よりもヴィラカンポのお食事がお目当てだってこと知っていますよ。

ヴィラカンポでは、Eさんへのお食事は、すべてペーストの状態でお出ししています。食材の美味しさを感じて美味しく楽しく食べていただけるように……そして、どうか体重が落ちませんようにと願いを込めて。

「ヒポクラテススープ」とは　古代ギリシャの医学者、ヒポクラテスが滋養食として用いたことから、この名前で呼ばれています。

ヒポクラテススープの特徴は、消化・吸収がよく、栄養が豊富で、免疫力を高めるスープと言われています。「しつこいだるさが消えた」「疲れにくくなった」「肌がツルツルになった」「血糖値が正常になった」……などと、食生活に取り入れた方はおっしゃいます。

病気を抱えている方は、胃腸の働きが低下し、消化力が落ちていることが多いのです。特にがん患者さんは治療の副作用で食欲もなく、からだが栄養不足に陥っていることも少なくありません。

ヒポクラテススープは野菜を弱火でじっくりと煮込み、裏ごしをして繊維質を取り除くので、消化しやすくなっています。胃腸に負担がかからず、点滴でしか栄養をとれなかった人でも飲むことができるというスープです。

からだに必要な栄養素、特にビタミン、ミネラルをバランスよく摂取でき、病気から回復するための自己治癒力を高めます。

塩などの調味料はいっさい使いませんが、野菜のうまみがたっぷり溶け出して、スープを飲んだ方は「野菜だけでこんなにおいしいなんて!」と驚かれます。


ヴィラカンポでは、毎朝朝食にヒポクラテススープをお出ししています。免疫力を高めるだけではなく、美容効果も高いとされるヒポクラテススープ。材料と作り方はＰＡＲＴ Ⅲで紹介しています（１７１ページ）。

ぜひ作って飲んでみてくださいね。

CASE 6

暴飲暴食で傷んだからだを癒す おくすりなごはん

Kさん（男性、59歳）の場合

病名：肥満症、高脂血症、下痢
証：肝脾不和、飲食停滞
立法：消食、理気解鬱、清熱解毒、活血化瘀

パーソナル薬膳を受けられる方の多くは女性です。一家の台所を預かるのは、女性の場合が多いからでしょうね。

でも、男性の参加もあるんです。

春先に来院されたKさんも、そのお一人です。

Ｋさんは、元気はある。仕事もバリバリできる。しかし、会社の健康診断で引っかかり、その後受診されたご本人からは「からだが重だるい」という訴えでした。食べたもの、飲んだものが、からだの中で留まってしまっていました。

患者さんが来院されたら、まずは西洋医と漢方医のふたつの眼鏡で診させていただきます。

患者さんがもともと持つ体質、それから今からだの中でどんなことが起きて、どんなトラブルになっているのかを診ます。

そして、この先どんな生活がおすすめなのかを見極めて、しっかりと作戦を立てます。

必ずしも漢方の煎じ薬や代替療法をおすすめするだけではなく、患者さんの今にフォーカスして、話をよく聞き、最善と思うご提案をします。

パーソナル薬膳会では、日常において一生使えるその方だけの食事のカルテ

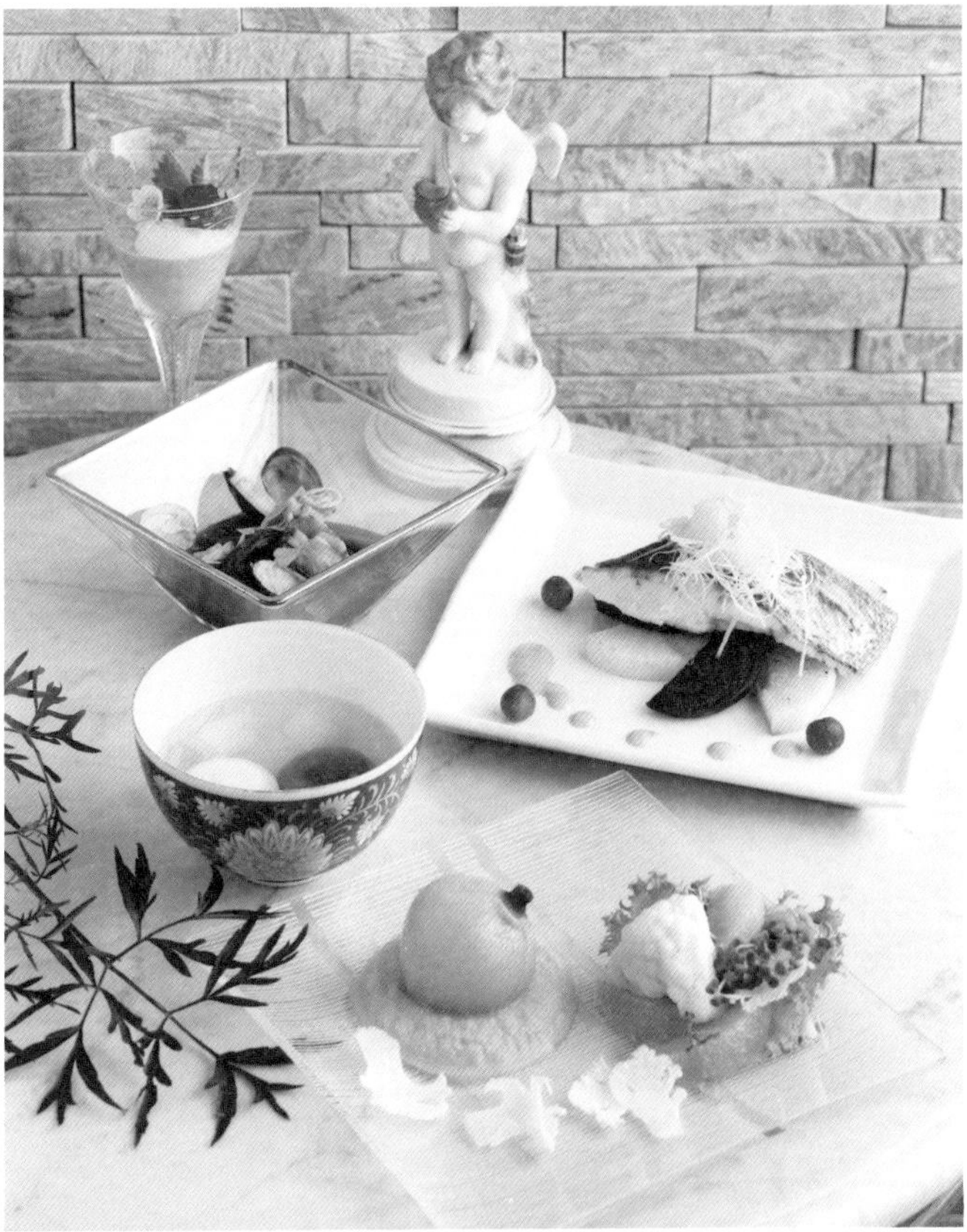

Kさんのおくすりなごはん　＊漢方茶は補中益気湯

スープ：黒ごま豆腐と白ごま豆腐のスープ

前菜：人参とカリフラワーのサラダ

主菜：鯛の茶樹茸蒸し～らっきょたっぷりソース

主飯：わかめ麺のあさりあんかけ

デザート：いちご寒天

を作成し、アドバイスさせていただきます。

漢方では、ストレスなどが原因で暴飲暴食をすると、肝の疏泄機能を傷めると考えます。

肝の疏泄機能とは、気の流れをよくし、情緒を安定させる機能と考えられているのです。気の流れがよいと内臓の働きや血液循環もいいのですが、疏泄機能が悪くなると、気の流れも悪くなり五臓六腑の働きも悪くなります。

また、肝の機能が悪くなると、関係の深い臓器に影響し不調が起こります。消化吸収はおもに胃と小腸で行われていますが、これには脾の運化機能が深く関係していて、脾の運化機能が正常に働くことで、四肢末端まで栄養が届けられると考えます。

Ｋさんの場合、飲食停滞により、気血の巡りが悪くなっていましたので、まずは食べたものをしっかり消化して滞ることなく全身四肢末端に栄養が届けられるように、お食事のカルテを作成いたしました。

おすすめの調理法

「茹でる」「蒸す」「煮る」

調味料を使う上での注意点

「減油」「減塩」「減糖」

食べていただきたい食材

・氣の巡りをよくする食べ物

大根、かぶ、大麦、そば、ミカンの皮、らっきょう、刀豆、玉ねぎ、えんどう豆、オレンジ、文旦、みかん、きんかん

・からだの熱を冷ましうるおいを与える。暑さによるイライラやのぼせを抑える食材。
セロリ、白菜、山東菜、水菜、茶葉、マコモ、苦瓜、きゅうり、トマト、ズッキーニ、粟、きび、豆腐、湯葉、こんにゃく、スイカ、りんご、しじみ、カニ

・からだに溜まった余分な水分を出す食材。むくみにも効果あり。
とうもろこし、なずな、金針菜、ちしゃ、菊芋、冬瓜、白瓜、こい、ふな、はも、フグ、白魚、はまぐり、小豆、大豆、黒豆、空豆、くわい、マイカイカ、梅花、茉莉花、酢、薤白

※高たんぱく、低糖質

控えていただきたい食材

燻製食品、カビの生えた食品

お渡しした食事のカルテをもってお買い物に行ってくださいね。

そして、書かれている食材を購入し、おすすめの調理法で調理し、味付けは調味料を使う上での注意点をよく読んで調理しましょう。

CASE 7

疲れ、冷えに対処するおくすりなごはん

Bさん（女性、64歳）の場合

病名：高脂血症、脂肪肝、高血圧、糖尿病予備軍
証：脾腎気虚、水滞、陰虚内熱
立法：健脾益気、疏肝理気

いろいろな病気を持った方が漢方外来にいらっしゃいます。Bさんは、前出のKさんと同じ症状で漢方外来を受診され、パーソナル薬膳会を受けられました。

西洋医学で同じ病気だとしても、漢方で診た場合の処方は違うものであるこ

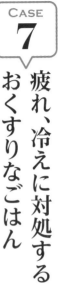

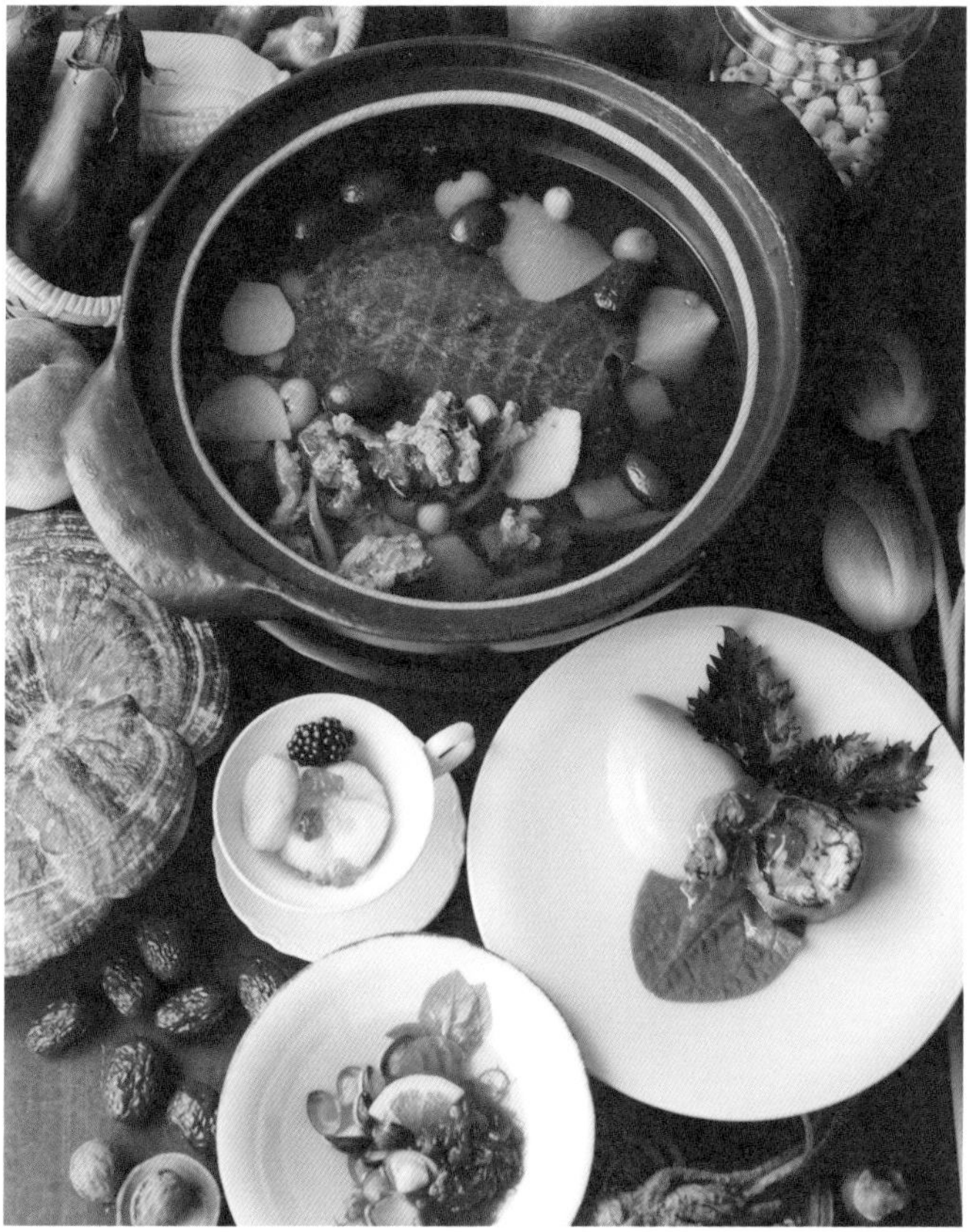

Bさんのおくすりなごはん ＊漢方茶は補中益気湯

スープ：海藻としじみのスープ
前菜：翡翠豆腐
主菜：スッポン鍋
主飯：スッポン粥にクジャク卵雑炊
デザート：甘酒の寒天よせ、あんず、桃膠

とはよくあります。それは、その方の持つ性質（先天の精）と、食生活を中心とした生活習慣からできた体質（後天の精）によって、患者さんのからだの中で起こっている原因が違っていることがあるからです。

だから、処方も変わってくるのです。

同じ症状で来院されても、治療法は一つではないので、患者さんをじっくり診させていただきます。

Bさんのタイプは、「気」が不足してエネルギーが足りていないので、疲れや倦怠感があり、からだが冷えやすい状態でした。

このタイプの人は胃腸も弱く、食欲不振や胃もたれ、軟便・下痢をしやすい人も多いです。筋肉が少ないので基礎代謝が低く、人と同じ運動をしても脂肪の燃焼が少なく、痩せにくいという傾向もあります。あまり食べなくても太りやすい、いわゆる「水を飲んでも太る」と言われるタイプです。

Bさんには、食べたほうがいいもの、控えたほうがいいもの、調理法や調味料のお話をするとともに、運動をすることをおすすめしました。

食べ物は大切です。しかしながら、食事だけではなく生活習慣の改善も大切です。筋肉が少なく基礎代謝が低いので、運動することで筋肉量を増やす方法を提案いたしました。


漢方では、同じ病名であっても、治療法が違うことを「同病異治（どうびょういち）」といいます。

たとえば、同じ風邪であっても、虚弱体質の患者さんと、比較的体力のある患者さんとでは、漢方薬の処方が違うことはよくあります。

患者さんの証や体質に応じて、使い分けられるのです。

また、一つの漢方薬を、いくつもの異なる病気や症状に処方して、治療してゆくことを「異病同治（いびょうどうち）」といいます。

たとえば、葛根湯は風邪薬として有名ですが、肩こり、中耳炎、扁桃腺炎、蕁麻疹、虫歯などに用いられることがあります。

二〇歳代の不妊症の女性にも、四〇歳代ののぼせと頭痛に悩む女性にも、五〇歳代の冷え性と足のむくみに悩む女性にも、当帰芍薬散（とうきしゃくやくさん）という処方薬が用いられることがあります。

漢方薬は、個々のからだの体質や証、からだの状況に応じて処方されるため、全く異なる病気に対して、同じ処方薬が用いられることがあります。

西洋医学と漢方の大きな違いはここにあります。漢方では、「この病名にはこの薬」と決まっておらず、患者さん個々の体質、症状に合わせて決めていくのです。

Bさんに対しては、こんなおすすめをしました。

食べてほしい食材

くるみ、えび、なまこ、杜仲

いちご、小松菜、アスパラガス、ゆり根、豚肉、鴨肉、烏骨鶏、すっぽん、あわび、牡蠣、マテ貝、ムール貝、帆立貝、銀耳、松の実、黒ゴマ、白ゴマ、玉子、枸杞子、あさり
チンゲン菜、くわい、みかん、きんかん、ダイダイ、カボス、玫瑰花、梅花、茉莉花、酢、そば、玉ねぎ、刀豆、えんどう豆、大根、かぶ、紅花
とうもろこし、なずな、菊芋、冬瓜、こい、ふな、はも、ふぐ、白魚、はまぐり、小豆、大豆、黒豆、空豆、はと麦

・調味料
「減油」「減塩」「減糖」

※高たんぱく、低糖質の食事をおすすめします。

CASE 8

食べる人のエネルギーを上げるおくすりなごはん

Fさん（女性、71歳）の場合

主訴：胃の通りが悪い
証：肝脾不和・腎虚
立法：疎肝和胃・清肝和胃

Fさんとの最初の出会いは、あるお坊様が主催したお花見会でした。その会でお料理を作っていたのが著名なベジタリアン料理のシェフの本道佳子さんで、お鍋やお皿を提供していらっしゃったのがFさんでした。

お坊様のお話も素敵で、お料理も美味しく、そしてどちらも主役なのにさら

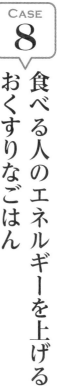

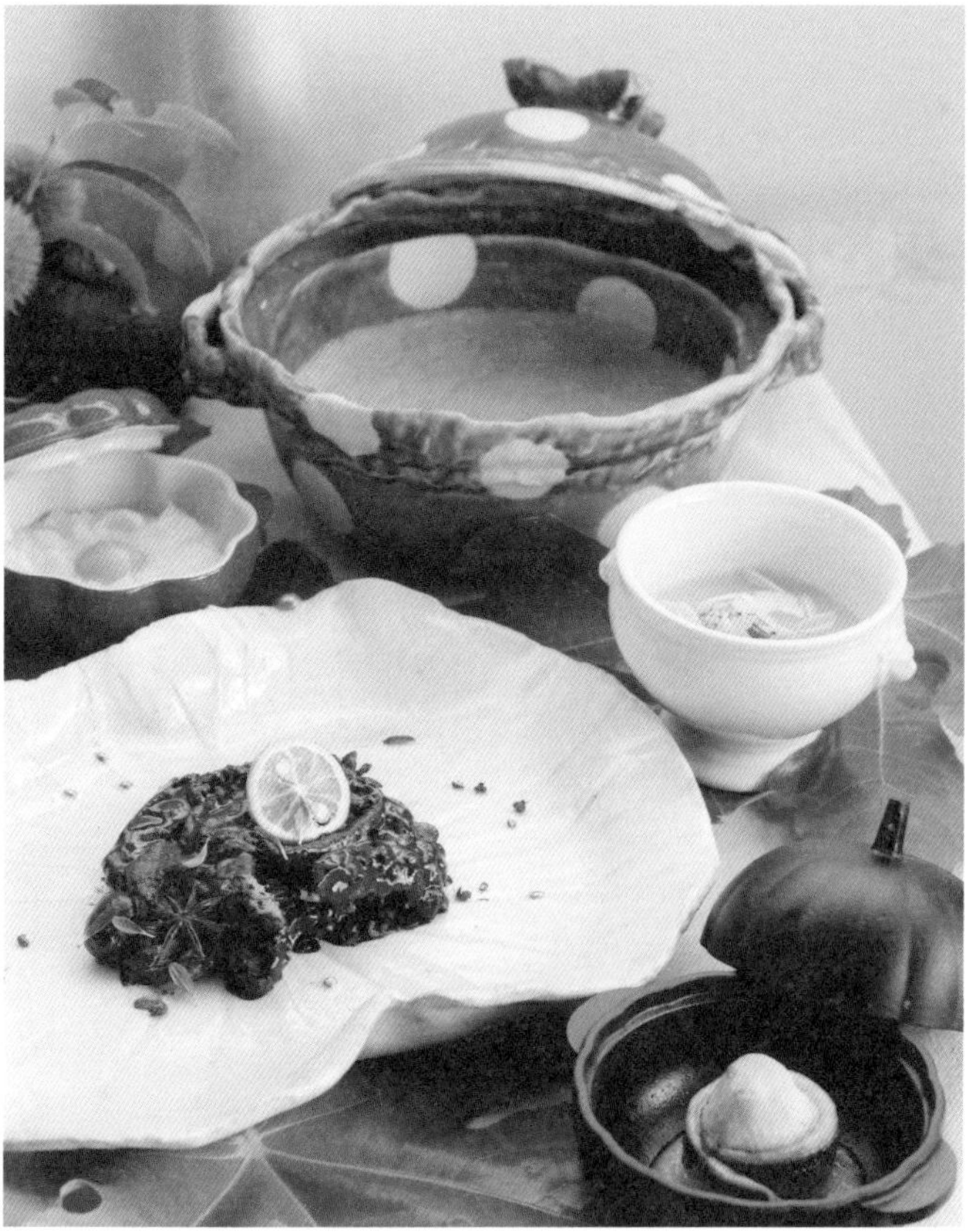

Fさんのおくすりなごはん　＊漢方茶は柴胡桂枝湯

スープ：サツマイモのポタージュ
前菜：里芋と秋刀魚のロースト
主菜：手羽先黒ゴマ八角煮
主飯：栗の中華がゆ
デザート：鍋焼きプリン

にその主役を最高のものに仕上げていたのがFさんのお鍋やお皿でした。それは本当に素晴らしく、エネルギーの高いお花見会をさらに盛り上げていたのを覚えています。

私は、食事は薬と同じくらい、もしくはそれ以上の効果を出すものだと思っています。

食材（素材）や調味料も大切ですが、その食事を作るときの作り手の気持ちや、調理器具の持つエネルギーもとても大切で、食べる人にとって最大の効果を引き出してくれるものであるとも考えます。

お花見会に参加し、Fさんとの運命の出会いをした私は、その場で「今度、うちで個展をしていただけませんか？」とお願いしたのです。

Fさんは「？」という感じでした。今日初めて出会ったのに、いきなり個展を開いてほしいと頼まれるなんて、しかもギャラリーでも何でもないクリニックの待合室でやってくれと言われたら、だれでも驚きます。

クリニックがどういうところか、私がどんな医者であるかを知ってもらうためにも、まずはクリニックに来て私の診察を受けてほしいと伝えました。


それから月日は過ぎて、Ｆさんがクリニックに来てくださったのは一年以上が過ぎてからでした。

来院してくださったＦさんをまずはじっくり望診いたしました。

Ｆさんはずっと陶芸をなさっていて、その手は本当に「仕事をしてきたぞ！」という手でした。

望診とは、顔だけではなく、手も診させていただきます。一般的な手相とは違いますが、手の中にもその人のからだの状態が現れます。

Ｆさんは話し方も力強くはきはきしていて、このエネルギーを器やお鍋に注いでこられたからこそ、作品にエネルギーがみちあふれ、その鍋で作られた料理、盛り付けられたお料理は食べた方のエネルギーになるのだと実感しました。

Ｆさんは、初診で来てくださったその月から、毎月のように来院され、ヴィラカンポに滞在。漢方外来をはじめ、さまざまな代替医療を受けられました。回数を重ねるうちに、これまで命を注いできたお仕事による不調がからだのあちこちから漏れ出るようになり、痛いところ、動かしづらいところ、また不便と感じることなど言われるようになったのです。

でも、当然です。心血注いでこれまでに多くの作品を作ってこられたわけなのですから。

ここからが漢方医としての出番です。Ｆさんの不調は、年齢とともに現れるものと、仕事をするうえで出てくる不調がありました。

仕事中は長い時間、同じ姿勢で作業をされるため、気の巡りが悪くなります。また、肝と脾の調和が崩れて胃腸などの消化器系のトラブルもみられました。

気の巡りをよくして、食べたものを上手に消化できるようなお食事の話とともに、仕事の合間などに行なっていただくとよい簡単な体操などもお伝えし、日々の生活の中で今感じている不調を改善し、この先もお仕事を続けていただけるような提案をいたしました。

その後、当院の統合医療センター内で、Fさんの個展が開催されました。みなさんの思い描かれる土鍋のイメージはどんなものですか？

黒？　茶色？　ベージュ？

Fさんの作品は、それは色鮮やかで色とりどり。作品が飾られるだけで、そのスペースにエネルギーがあふれるようでした。購入された方も、みなさん早速ご自宅でそのお鍋や陶板でお食事を作られ、大絶賛されていました。

食材も、調味料も、調理工程もシンプルに、ただそのお鍋で調理をすると、それぞれの持ち味を最大限に活かしたお料理となったそうです。そして、食べる人のエネルギーとなったようです。

これぞ本当に、「おくすりなごはん」です。

ヴィラカンポでお出しするお料理も、たくさんのお鍋を使ってお料理していますう。食べてくださる方の「おくすりなごはん」になりますようにと願って。

CASE 9

からだの声に耳を傾けるおくすりなごはん

Mさん（男性、44歳）の場合

病名：慢性胃炎、自律神経失調症
証：心脾両虚、気鬱
立法：健脾養心、益気安神理気

Mさんは、奥様からのご紹介です。からだが重だるく、時々動悸があるということで来院、受診されました。

奥様に紹介されて受診される男性患者さんは少なくありません。

男性は、どちらかというと検査データなど、数字がはっきり示される西洋医学のほうが納得されるようです。漢方は、そもそも目に見えないもの、数値化しづらいことを扱う医学ですから、男性は足を踏み入れづらい面があります。

でも、奥様が当院を受診されて元気になる様子を見たり、元気になった奥様からすすめられたりして、ご主人が受診されるケースは多いんです。


さて、Mさんですが、診察しましたところ、瘀血の症状があり、肝経にトラブルをかかえておられました。

また、血液検査から脂質の代謝がうまくできない体質であると診断いたしました。

私には、西洋医学と漢方という二つの眼鏡があります。この二つの眼鏡をもってして、患者様の診察にあたるのです。

漢方の眼鏡では、望診・問診・聞診・切診をいたします。

診察室に入っていらっしゃったときの歩き方、立ち方、座っている姿勢、話

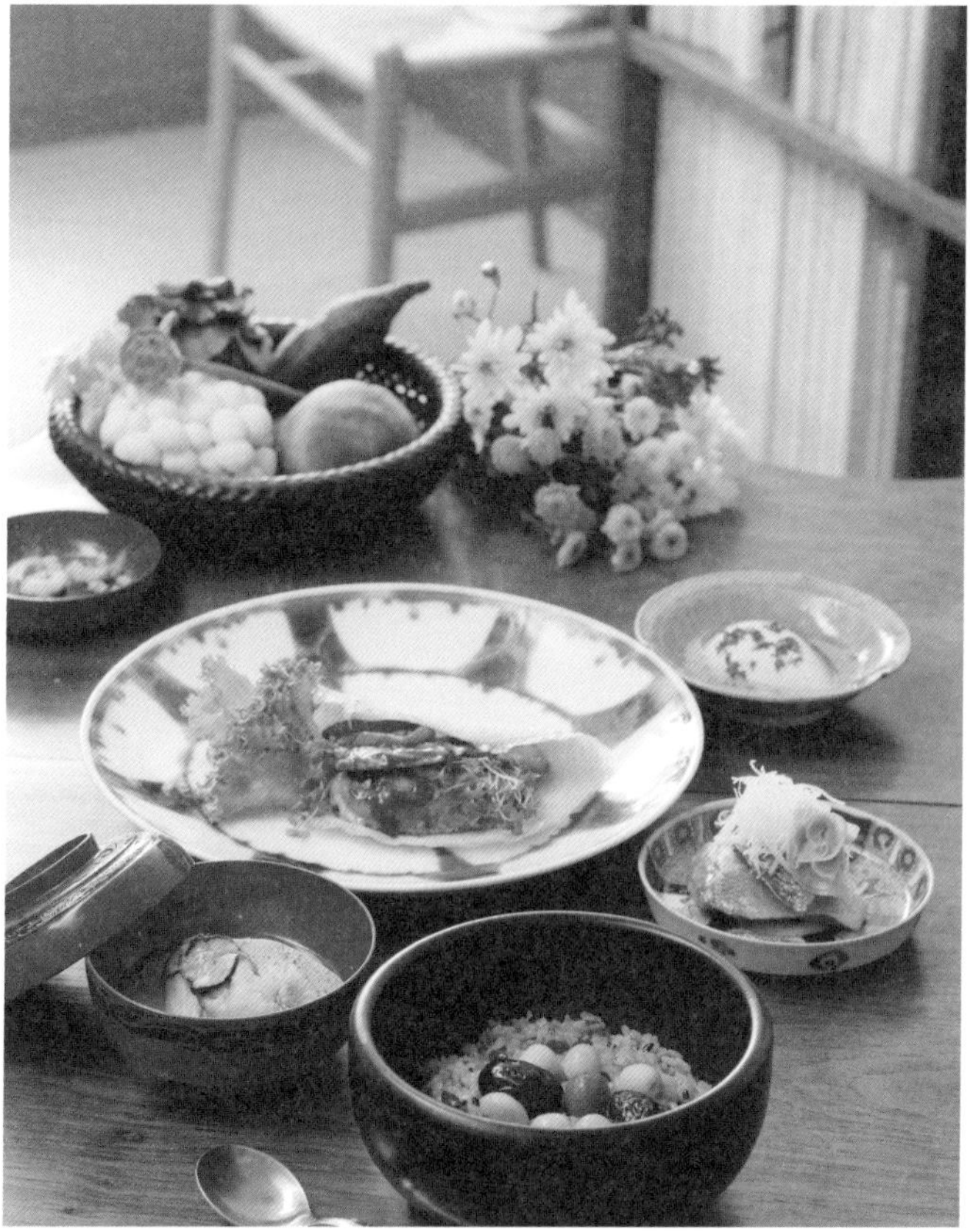

Mさんのおくすりなごはん　＊漢方茶は柴胡桂枝乾姜湯

スープ：黒ゴマ入り手作り豆腐と牡蠣のスープ

前菜：紅しぐれ大根と秋鮭のマリネ

主菜：ヤンニョムチキン

主飯：石窯栄養ごはん

デザート：金木犀の杏仁豆腐

し方、顔色などなど、漢方医としてデータ収集しながら診ていきます。

二〇〇〇年も昔には現代のような検査機械はもちろんなく、人のからだを診てその傾向からどの臓腑にトラブルを抱えているかなど診断してきました。二〇〇〇年前に確立され、今もなおそのデータの読み取り方法を使って診断しますが、現代医学において、その理論が正しかったと立証されることもあり、やはり先人の智慧とは素晴らしいものだと認識しなおすのです。

現代医学の医師としての眼鏡では、血液検査、尿検査などの検査データからその人の体質を読み取り、今どんな状態なのかを判断いたします。

二つの眼鏡で患者様を診て、さまざまな形でご提案をいたします。


Mさんは、四年前に体調を崩されそのころから、食事管理を中心に体調を管理したところ、七三kgあった体重が六三kgに落ちたそうです。

新型コロナの流行で在宅勤務になったときは体調がよかったのですが、新型コロナが落ち着いて通常の業務に戻ったころから、再び体調を崩され受診されました。

食事は一応、三食とってはいましたが、朝食はあまり食べることができず、昼食は眠くなるといけないので控えるようにしていたといいます。普段あまり運動はしていないとのことでした。

食事に関しては、定時定量にしていただき、お腹がすいた状態でお食事となるように気をつけていただきました。

朝食は野菜たっぷりのお味噌汁とたまごかけごはん。昼食はご飯と野菜たっぷりのおかず。玉子焼きやお魚。夕飯はタンパク質も含めてしっかりと食べる。しかし、時間が遅いので減塩、減脂、低カロリーで消化のよいものをおすすめしました。

そのほか、「ハーブ、スパイスを上手に使い、すっきりと気分を上げましょう」「からだを温めることが大事。冷たいもの、硬いもの、脂っこいものは消化に時間がかかり胃腸への負担が大きくなるので控えましょう」とお伝えしました。

あと、その方の大好きな食材は、なるべく取り入れるようにしています。食材にはそれぞれ特有の働きがあり、もしかしたら、意識的にからだが欲することがあるのかもしれないからです。おくすりなごはんのメニューを立てるときは、患者さんのこころの声、からだの声を聞いて作っていきます。

ですから、まずは好きなもの、嫌いなものを伺います。どれだけからだによくても、嫌いなものはその方にとっての栄養にはなりにくいので、好きなものを上手にもりもり食べて元気になっていただきたいと願うのです。

CASE 10

働きすぎて疲れたからだを癒すおくすりなごはん

Nさん（男性、72歳）の場合

病名：鉄欠乏貧血、頻尿、老人性皮膚炎

証：　気血両虚、肝腎陰虚、腎陽虚
立法：補気養血、滋陰降火、温補腎陽

Nさんは、五年以上前から皮膚炎に悩まされて、自宅近くの皮膚科に通院されていました。

当時は病院で処方されたステロイドとかゆみ止めを使用。アレルギー検査を受けたものの特定の物質に反応することがなく、老人性皮膚炎との診断だったそうです。

それから自然療法を中心とする病院に替え、ステロイドをやめられたそうです。

誰にも出る症状ですが、ステロイドをやめると排毒作用がひどくなり、一気に皮膚の状態が悪化します。十全大補湯を飲まれましたが、かゆみが止まりません。そのとき通っていた病院では、たんぱく質・小麦・乳製品をとらないように食事指導をされたそうです。

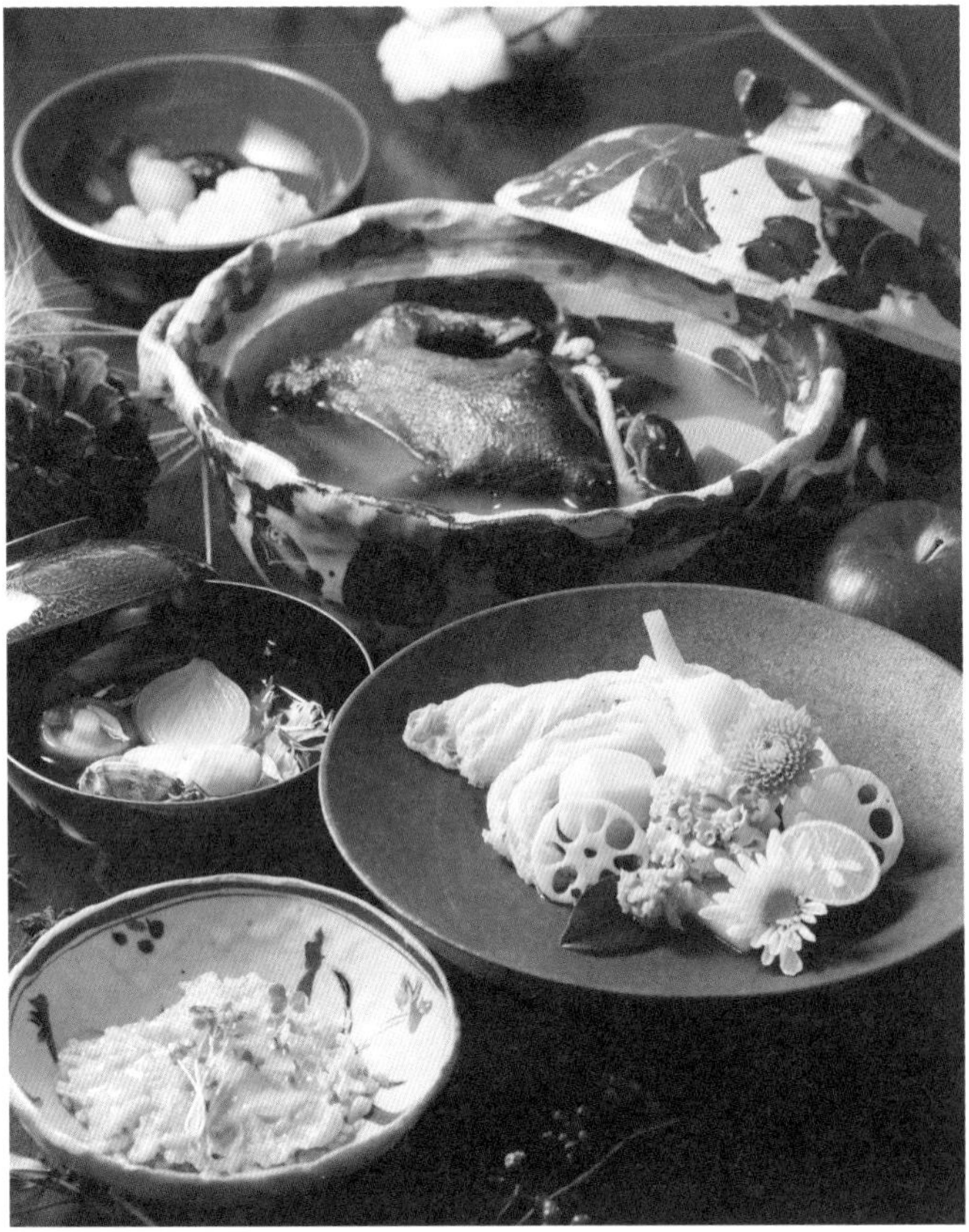

Nさんのおくすりなごはん　＊漢方茶は十全大補湯

スープ：あさりと季節の野菜のスープ
前菜：ヴィラカンポの畑のサラダ
主菜：黒烏骨鶏の丸ごと煮
主飯：黒烏骨鶏粥
デザート：白木耳とハスの実とデーツの蜂蜜がけ

それでもいっこうに症状が改善せず、当院を受診。望診・切診・聞診・問診をしまして、肝腎陰虚・気血両虚・腎陽虚と診断いたしました。七〇歳を超えていらっしゃいますので、どうしても加齢にともなう機能低下がみられます。以前にかかっていた病院では、動物性のたんぱく質・乳製品・果物・大豆製品をとらない食事指導がされていたとのこと。その内容をNさんから伺いましたところ、次のようなお食事でした。

ある日の食事

朝：発芽玄米と雑穀のごはん、野菜たっぷりの味噌汁、サラダ、甘酒、黒ニンニク、梅干し

昼：発芽玄米と雑穀のごはん、味噌汁、サラダ、野菜のおかず、リンゴ1/2個

夜：発芽玄米と雑穀のごはん、味噌汁、野菜のおかず

ていねいに作られたお食事でしたが、来院時のNさんはやせ型、貧血で、肉体労働がつらいというお話がありました。

Nさんのからだは、たんぱく質と油がつねに不足していることをお伝えし、たんぱく質の適量摂取（大豆製品がおすすめ。肉の場合は、脂身の多いものは避ける）、それから、オメガ3系の油（アマニ油など）の摂取をおすすめしました。

貧血は、漢方で言うなら「血虚」。血が不足している状態です。血は「営養（栄養）」と考えますので、血虚の状態では、からだが栄養不足の状態にあります。

血液検査から見ても「低たんぱく血症」、血中のたんぱく質が非常に低い状態にありました。

ですから、「お魚や卵も意識的に摂取してください」とお伝えしました。

・魚　手のひらサイズ　一日一切れ以上
・卵　一日おきに一個以上
・大豆製品を消化のいい形で（お豆腐など）

そうはいっても、急に動物性のたんぱく質の量が増えるとからだの負担になることもあります。これまでは動物性のものは避けるように指示されていたこともあり、抵抗があったかもしれません。それでもNさんは、大豆製品やお魚から少しずつ取り入れてくださいました。


また、「がんばりすぎない」ことも大切です。

「まあいいか」の精神です。

この世代の男性陣は、がむしゃらに働いてきた癖や思考が抜けない傾向があります。Nさんも、「まあいいか」の考え方で仕事をするなど、なかなかできないようでしたが……。

月に一回、奥様と一緒に受診されます。症状の改善はゆっくりで、時に悪化することもあります。不安になることもあると思いますが、「一緒にからだと付き合っていきましょう」とお伝えしています。

漢方は、西洋医学と違って、すぐに結果の出ないことも多いんです。「木を見ず森を見ましょう」ということで、調子の悪い患部のみに目を向けるのではなく、からだ全体を診ていくように日々の診察を行なっています。

CASE 11 加齢にともなう臓器の機能低下を補うおくすりなごはん

Lさん（男性、73歳）の場合
病名：高血圧症、動脈硬化
証：　心腎陰虚
立法：滋陰益精、養心安神

Lさんも、奥様のご紹介で当院を受診されました。七〇歳を超えた現在も、現役でお仕事をなさっています。

これまで本当に精力的にお仕事をされてきたのですが、やはり年齢的にも、体力気力が落ちてくる頃であり、耳鳴り、手の指先が冷たくなる、左足に瘀血症状がみられ、漢方で考える「腎虚」の症状がみられました。

現代医学においては、高血圧、動脈硬化などの病名が付きますが、漢方での見立ては、加齢にともなう臓器の機能低下、特に、成長発育老化などと関係の深い腎の働きがおとろえ、腎陰を補えていないことからさまざまな不調が起こっていると考えます。

また、検査の結果から、血清尿素（BUN）が高くなっていて、やはり腎に負担がかかっていると思われました。

Lさんには、この先もお仕事をされる前提で、お食事を中心としたご提案をいたしました。

「まずは、ゆっくりいきましょう」とお伝えしました。

そうはいってもこの世代の男性は、なかなか緩めることが苦手だと感じます。奥様と旅行をされたり、共通の趣味をお持ちになったりはしていますが、仕事の手を緩めることがむずかしいようです。

若いうちは自然治癒力も高く、無理もききます。でも、年齢が進むにつれて

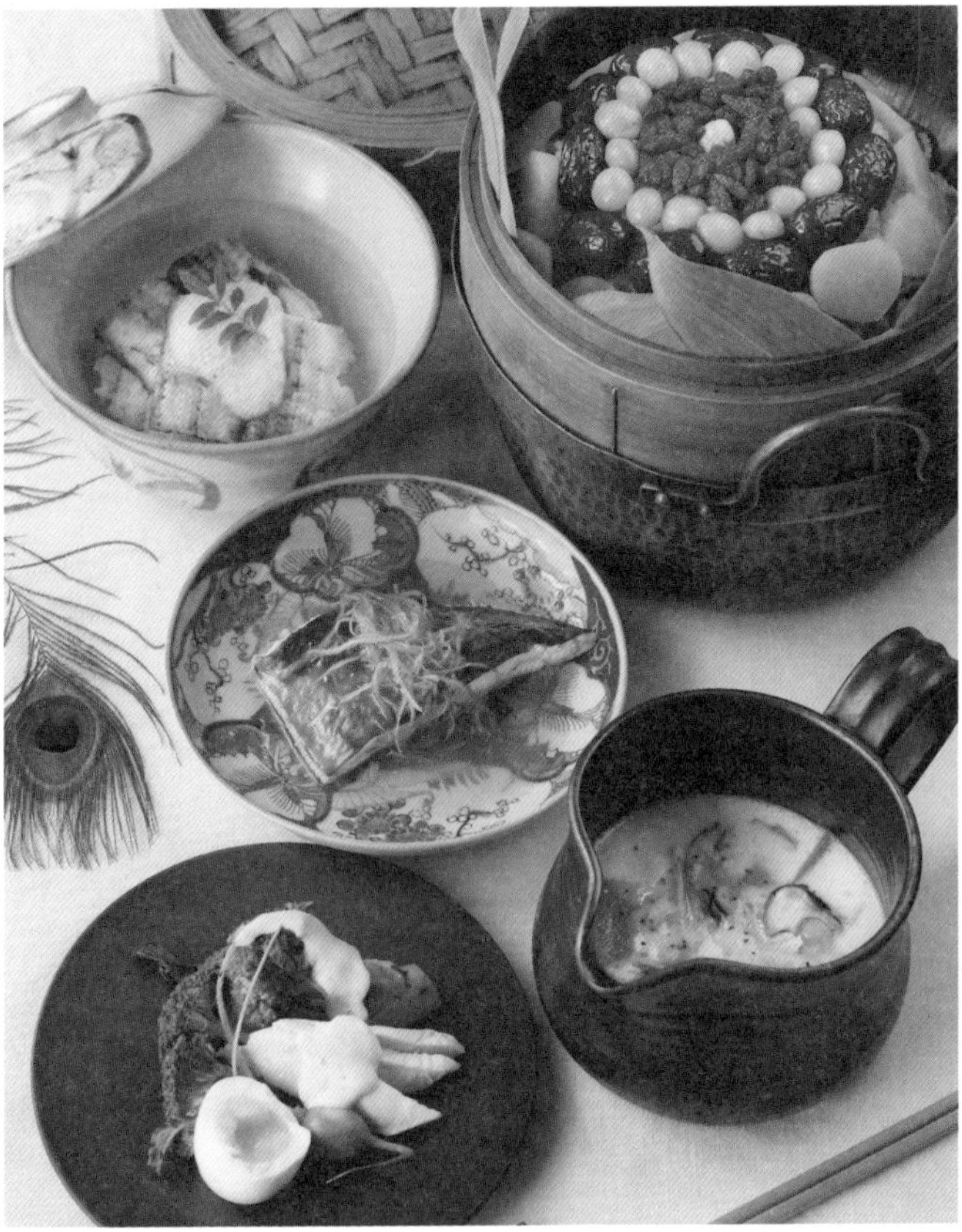

Lさんのおくすりなごはん ＊漢方茶：左帰丸

スープ：牡蠣の豆乳クリームスープ
前菜：ささみハムのサラダ
主菜：カレイの中華あんかけ
主飯：うなぎと山芋の粟ごはん
デザート：八宝飯

無理がきかなくなり、あちこちに加齢にともなう不調が出てくるものです。
だからこそ「まずは、ゆっくり」。ここがポイントです。

お食事に関しては、昼食に仕出しのお弁当を食べることが多く、一緒にインスタントの味噌汁を召し上がると言われましたので、減塩を考え、インスタントのお味噌汁を控えるようにお伝えしました。

おすすめの調理法

「茹でる」「蒸す」「煮る」（「減塩」を心がけましょう）

控えていただきたい食材

・生野菜
・塩漬けの魚（干物、すじこ、佃煮、塩辛）
・塩漬けの肉（ソーセージ、ハム）

・塩漬けの野菜（漬物）
・食品添加物

Ｌさんは毎晩、晩酌をなさるそうです。

それを奥様が心配されて「先生、お酒をやめるように言ってください」といわれるのです。

「でも、飲みたいよね。好きなものはやめれんからね～」

私がそう言うと、Ｌさんはニコニコしながらうなずき、奥さんはちょっと渋い顔をされます。

好きなものは、なかなかやめることができないものです。好きなことを楽しむためにも、日常の中で多少のコントロールが必要だというお話をしました。

「好きなお酒を飲みながら、死ぬまで働く人生こそが幸せですよ」

そんなことをいいながら、診察室を後にされるご夫婦を見ていました。

PART

III

がんと「おくすりなごはん」

1 がん細胞を増やさない

なぜ「がん」になるの?

がんは、古くから知られていた病気だったようです。

中国・隋の時代の『諸病原候論』という文献には、

「癥瘕《ちょうか》は、寒熱の不調、飲食の不消化のため、邪気と臓腑の気が戦いをし、臓腑の気が虚弱となってしまい、固まりが生じる病気である。病気が長くなると人が柴のように痩せてしまい、腹部が大きくなる」

という記述があります。

「癥瘕」は、現代でいう「がん」だと思われます。

『諸病原候論』は、日本最古の医書とされる『医心方』でも多くの引用がされている重要な医学書です。この書のほかにも、二千年の昔に確立された中国の伝統医学は、現代でも使える先人の智慧《ちえ》の宝庫であると思います。

古典を読み解いていくと、がんの発生の原因は、①飲食の不節（食餌の不摂生）、②正気《せいき》（人間がもともと持っている生命力・自然治癒力）の虚弱、③邪気（病気を起こす原因）の侵入、④情志の失調、⑤性生活、⑥遺伝、とされています。

現代医学では、DNAのミスコピーによってがん細胞ができると考えられています。でも、なぜがんを発症するのかは、さまざまな要因が絡み合っているため、原因を一つに特定することは難しく、いまだにグレーゾーンの大きい病気です。

漢方では、がんは瘀血《おけつ》（血の滞り）と考えます。

血流が悪くなった部分は「低酸素」「低体温」となり、がんが生きていくのに都合のよい環境になるのです。ですから、漢方では、これらの原因を取り除く（血流をよくし、からだを温める）ようなアプローチをしていきます。

漢方の古典で、がんの原因の一つに挙げられている「飲食不節」とは、食事量の不足、過食、不衛生な飲食物の摂取、偏食などのことをいいます。

まずは食生活を見直し、体温を上げて、血の巡りをよくする食事に変えていく必要があります。

では、そのためにはどんなことを心がけたらよいかを見ていきましょう。

がんは糖が好き

がんのエネルギーはなんだと思いますか？

それは「糖」です。

がん細胞は、近くに糖がくると、糖にくっつくための突起を出します。そしてくっつくと、すごい勢いで糖を吸いこみます。

正常な細胞は酸素を使ってエネルギーをつくりますが、がん細胞は糖を分解してエネルギーに変え、大きくなっていきます。

ということは、がん細胞を増やさないためには、糖を減らすことが大事だということがわかります。

でも、糖ってみなさんお好きですよね？　おいしいもんね。

「おいしい」と感じることは、からだにとって大事という意味もあります。糖はがんのエネルギー源でもありますが、私たちのからだのエネルギー源でもあります。糖を減らせば、がんを「兵糧攻め」にできますが、肝心のからだのほうもエネルギー不足になってしまいます。

そこで、どうすればよいのかというと、代わりのエネルギー源をとればいい、ということになります。それが脂質です。

脂質は、細胞膜をつくったり、からだのさまざまな機能を維持したりする働きをしますが、エネルギー源にもなってくれます。

ただし、肉の脂、バターなど動物性のものに多い飽和脂肪酸は、血液中の中性脂肪やコレステロールを増加させるため、とりすぎは肥満や高血圧の原因になってしまいます。

植物性の油や、青魚に含まれる油は不飽和脂肪酸で、血中コレステロールを下げる働きがあります。とっていただきたいのはこちらの油です。

なかでも、おすすめしているのは「オメガ3」と呼ばれる脂肪酸です。オメガ3は、魚の油やアマニ油、えごま油などに多く含まれています。パーソナル薬膳で出しているのはアマニ油です。料理にかけたり、そのまま生でいただいたりします。

火を使って調理する場合は、オリーブオイルをおすすめしています。

ひと口にオリーブオイルといっても、いろいろなものがあります。オリーブオイルの実だけを原料とし、化学的な処理を一切せずに、圧搾《あっさく》・ろ過などの工程を経て抽出されたオイルを「バージンオイル」といいます。その中でも、酸度が0・8％以下のオイルが、「エクストラバージンオイル」と呼ばれる最も品質のよいオリーブオイルです。

酸度が低いということは、それだけ酸化していないということです。病気の原因の一つに「酸化」があります。酸化したものはなるべくからだに入れないことが大事。

油は酸化しやすいので、できるだけ酸化していない良質の油をとってください。

がんと塩の関係

がん細胞が増殖するとき、その周辺は酸性になります。

がん細胞は、糖をエネルギーにしていると述べました。

細胞質に取り込まれたグルコース（ブドウ糖）は、解糖系によってＮＡＤＨ

（ニコチンアミドアデニンジヌクレオチド）とピルビン酸に代謝されます。酸素があればピルビン酸はミトコンドリアに取り込まれ、さらに大量のATP（アデノシン三リン酸）を産生しますが、酸素が不足しているとピルビン酸は「乳酸」に変化します。

乳酸は、糖を分解し、からだを動かすエネルギーをつくる際にできる生成物なので、乳酸ができること自体は悪いことではありません。

ただ、乳酸とともに細胞外に出るプロトンというものが酸性化している可能性がありますし、何より細胞がナトリウムを中に取り込んで、ここで同じくプロトンをたくさん出して周辺を酸性化させてしまいます。

ナトリウムと聞いて、思い浮かぶ食べ物とは何でしょう？　代表的なものは、塩化ナトリウム（食塩）です。

もう一つ、注意してほしいものがあります。

それは、「グルタミン酸ナトリウム」です。商品の裏に書いてある食品表示ラベルを見ると、「うま味調味料」とか、「アミノ酸」と表記されているものがこれにあたります。食品を選ぶときには、「原材料名」や「食塩相当量」をチェックするようにしましょう。

厚生労働省が示す日本人の一日の塩分摂取量の目標値は、成人男性7・5グラム未満、成人女性6・5グラム未満です。WHO（世界保健機関）が示す値はさらに低く、すべての成人に対して5・0グラム未満を推奨しています。ところが、今の日本人は平均で、男性11グラム、女性9グラムほどの食塩を一日に摂取しているといわれています。みなさん、もっと塩分を控えたほうがいいですね。

からだの中がアルカリ性であるか酸性であるかは、尿検査をすればわかります。

尿のpH値が6以下の場合は、体内が酸性に傾いています。pH7〜8を目指しましょう。

がんを成長させるものは？

次に、何ががん細胞を成長させるのかを見ていきましょう。

私たちが食事をして炭水化物をとると、消化吸収されてブドウ糖になり血中に放出されます。私たちが「血糖値」といっているのは、この血液中のブドウ糖の濃度のことです。

健康な人でも、血糖値は食前と食後で変化します。通常は、食前の値が70〜100／dlとされています。

血糖値が上がると、すい臓からインスリンが分泌されて、ブドウ糖が細胞に取り込まれ、エネルギー源として利用されます。余分なブドウ糖はグリコーゲンに変えられ、肝臓や筋肉に蓄えられます。こうして血糖値は下がるのです。

空腹になると、血糖値は下がります。すると、すい臓からグルカゴンなどのインスリン拮抗ホルモンが出て肝臓などに蓄えられていたグリコーゲンを分解し、ブドウ糖にして血糖値を正常に戻します。

このように、血糖値は通常、インスリンやインスリン拮抗ホルモンの働きによって一定に保たれています。

血糖値が高くなればなるほど、それを下げるためにインスリンの分泌が多くなります。ところが、血糖値が上がる食事を続けていると、インスリンが正常に働かなくなって、高血糖状態が続いてしまいます。これが糖尿病です。

高血糖の状態をよろこぶのは、がん細胞です。なぜなら、がんのエネルギー源は糖だからです。糖尿病になるとがんのリスクが高まるのは、そういう理由からです。

また、インスリンには細胞を成長させる働きがあります。それが増えすぎると、がん細胞も増殖させてしまう可能性があります。だから、血糖値を上げる食事を続けてインスリンを過剰に分泌させるようなことは避けてほしいのです。

このインスリンとよく似た構造を持っていて、同じような働きをするものに「ＩＧＦ‐１」という物質があります。

ＩＧＦ‐１は、乳製品に多く含まれています。お乳って、子どもを育てるためのものですよね。赤ちゃんや成長期の子どもには必要なものでも、もう成長してしまった大人にとっては、あまり必要なものではなくなりますし、過剰な摂取はよくない現象を引き起こします。

ＩＧＦ‐１もがんの増殖を刺激しますから、ＩＧＦ‐１を含んでいる乳製品はとらないほうがいいとお伝えしています。

こういうと、決まって「ヨーグルトもだめなんですか？」と尋ねる人がいます。ヨーグルトは発酵食品で、乳製品の中でもヘルシーなイメージがありますからね。

残念に思われるかもしれませんが、「あかんもんはあかん（ダメなものはダメ）」とお答えしています。

あと、がんで注意すべきは「転移」です。

からだの中に「慢性炎症」があると、がん細胞は転移しやすいといわれています。「慢性炎症」とは、気づかないうちに起こっている炎症のことです。

からだの中で慢性炎症がおこりやすいのは、口腔内と陰部（膣）です。この2つは、表皮がなく、いきなり上皮粘膜になるので炎症がおこりやすいのです。

口腔内と陰部に対してはしっかり（デリケートなのでやさしく）、しっとりケア（保湿）することが大事です。とくに膣はデリケートゾーン専用のボディソープをおすすめしています。そして歯周病の予防、治療はしっかりと行なってください。

2 免疫力を高めましょう

からだを守るカギは「免疫力」

がんから自分を守るために、私たちができる最大のことは、「免疫力を高める」ことです。

免疫とは、ウイルスや細菌、微生物など、外部から侵入する異物から私たちを守ってくれるからだのしくみのことです。

私たちが健康な状態を保つためには、外部から侵入する異物をつねに排除する必要があります。免疫力が下がるということは、からだを守る力が弱まるということなので、病気にかかりやすくなってしまうわけです。

・からだを守る免疫を下げないためには、次の3つが大切です。

●**慢性炎症を減らす**

とくに口腔のケア、デリケートゾーン（陰部）のケアを大切にしてください。

●**体温を上げる**

お風呂に入る。適度な運動をする。冷たいものや、からだを冷やす食べものをとらない。

●**副交感神経優位にする（リラックス）**

無理をしない。がんばりすぎない。ストレスをためない。よく寝る。ゆったりと呼吸する。空気のよいところに出かける。よく笑う。趣味や好きなことに没頭する時間を持つなどです。

免疫力を高める食事とは

免疫力を高めるためには、毎日とる食事が大事です。何をとったらよいか、何を避けたらよいか、ポイントをご紹介します。

①糖質は控えめに、良質の脂質で補う

糖質は、生きていく上での大切なエネルギー源です。ですから、いい脂質をとって補うようにします。

摂取する脂質は、動物性の脂よりも、植物性の油や魚の油を選びましょう。私は、非加熱の場合はアマニ油、加熱して使用する場合はオリーブオイルをおすすめしています。

「低糖質の食事を心がけましょう」というと、「甘いものを制限する代わりにかぼちゃやさつまいも、とうもろこしは野菜だからいいでしょう」という人がいます。

ところが、かぼちゃ、さつまいも、とうもろこし、これらはどれも糖質の多い野菜です。

一概に野菜ならばいいというものではありません。中には糖質を多く含む野菜もあります。がんの予防や治療中は、糖質の多い野菜はなるべく控えるようにしてください。

②良質のたんぱく質をとる

たんぱく質は、私たちのからだを構成する材料になる、とても重要な栄養素です。

一日の摂取量の目安は、男性で60～65グラム、女性で50グラムとされています。私が食べる量の目安としてお伝えしているのは、「一食につき、手のひらに載るくらいの量」です。

たとえば、お豆腐や納豆などの大豆製品、卵、魚、鶏肉など。毎食これらの食材を、片手に載るくらいの分量を食べるのが、たんぱく質の摂取量としては理想です。

卵は平飼いのものがよいでしょう。餌にも気をつけている卵がいいですね。豆腐や納豆なども良質なたんぱく質です。豆でたんぱく質をとるのであれば、糖質の少ない大豆がおすすめです。

③動物の肉よりも、魚や鶏肉をとる

牛肉や豚肉など、動物のお肉はできるだけ控えるようにお伝えしています。がんのステージにもよりますが、週に一度ぐらいが目安です。

動物性脂質を過剰摂取すると、悪玉コレストロールと呼ばれるLDLコレストロール値を上げてしまいます。

人の体内には、体内に侵入した細菌などの異物を食べてくれるマクロファージという細胞があります。じつは、酸化して血管壁にたまったLDLコレステロールの処理も、マクロファージの役割なのです。

マクロファージは酸化ＬＤＬが大好物で、ぱくぱく食べます。そして死んでいきます。

ところが、ＬＤＬが多いと全部食べることができず、血管の中にＬＤＬが残ってしまいます。酸化ＬＤＬは血管壁を傷つけ、動脈硬化を引き起こし、心筋梗塞や脳梗塞などさまざまな悪影響の原因になります。

そのうえ、がん細胞を食べて除去するマクロファージの機能が働かなくなってしまうのです。ですから、マクロファージが働くような脂質のとり方をすることが大事なのです。

では、魚はどうでしょう。青背の魚といわれるサバ、サンマ、イワシ、マグロなどがおすすめです。

これらの魚はミオグロビン（鉄を含む色素たんぱく）が多く、酸素と結合する力が強いので酸化しやすいという短所があります。ですからこれらの魚を食べるときは、できるだけ新鮮なものを食べましょう。ただし、生食は避けてください。

鶏肉は、脂身の少ない「ささみ」や「むね肉」がおすすめです。できれば、与えている餌にも注意したいものです。

④野菜をしっかり食べる

野菜には、「ファイトケミカル」という抗酸化作用の強い栄養素が含まれています。からだの免疫力アップにつながり、健康維持、改善に役立ちますので、野菜をしっかり食べるようにしましょう。

野菜を食べるときの注意事項は、①糖質の多い野菜に注意すること、②からだを冷やす生野菜は避け、ゆでる・蒸す・煮るなどの調理方法で食べることです。

また、キノコ類も免疫力アップには有効です。

⑤生食を避ける

がんの予防・療養中は、できるだけ生食を避けてください。生の食材は細菌が付着しているリスクが高く、たとえ食中毒を発症するほどではなくても、体内で細菌を退治するための好中球が大活躍しなければなりません。

好中球は白血球の中の顆粒球の一種で、白血球全体の約45～75％を占めています。強い貪食能力を持ち、細菌や真菌感染からからだを守る主要な防御機構です。

しかし、好中球が増えると、がんをやっつけるリンパ球の値が下がってしまいます。

魚も野菜も、加熱して食べるようにしましょう。

世の中には、ゲルソン療法や、甲田式食事療法、済陽式食事療法などさまざまな生菜食の食事療法があります。これらは、それぞれに結果が出ているものであるので否定するわけではありませんが、現段階での私のがん患者さんへの食事に関する治療方針は、ここまでにお話ししたものです。

ちなみに、酸化の少ない調理法は①ゆでる、②蒸す、③煮る、④焼く、⑤揚げるの順です。

加熱により食べ物の表面が茶色に変わるのは、酸化した結果と考えてよいと思います。同じ食材でも「揚げたもの」と「蒸したもの」では、酸化度合いが大きく異なるのです。

⑥がんが好むものをとらない

がんが糖質をエネルギー源としていることは、先ほど述べた通りです。

ほかにも、がんはナトリウムを取り込むことで生きていくので、がんにナトリウムを与えないことが大事。体内のナトリウムがどこから来るのかといえば、食事でとる塩分（塩化ナトリウム）がその調達源です。ですから、塩分を低く抑えることが大切になります。

日本人は濃い味に慣れていて、どうしても塩分濃度の濃いものを「おいしい」と感じがちです。薄味でも「おいしい」と感じるような食材や調理法に親しむと同時に、「おいしい」と感じる私たちの味覚も、少しずつ改善していきたいものです。

また、乳製品に含まれるIGE-1も、がんの好物ですから、乳製品は控えます。

マーガリン、菓子パン、ケーキ、ドーナツ、スナック菓子、揚げ物など、いろいろな食べ物に含まれている「トランス脂肪酸」も、とりすぎるとがんの発症リスクを高めると言われているので、なるべく避けたほうがよいでしょう。

酸素をいっぱいとりこむ

がん細胞を増やさないと同時に、大切なことは正常細胞を元気にして増やすことです。それが免疫力向上につながります。

そのためにできることの一つとして、「新鮮な空気を取り込むこと」があります。

がんは酸素の多い場所が嫌いです。というのは、がんは酸素が多い場所では増殖できないからです。

運動をしたり、森林浴をしたり、滝のそばに行くのもいいかもしれません。でも、無理してがんばる必要はありません。まずはゆっくり深呼吸をしましょう。そしてからだの中に新鮮な空気をとりいれましょう。

「ダメなこと」に注目しない

最後に、強調しておきたいことがあります。それは「ダメなこと」に注目しないことです。

食事をするとき、「あれを食べたらダメ」「これもいけない」……と考えると、気持ちがなえてしまいますよね。

せっかくの食事。おいしく、楽しくいただきたいものです。

大事なことは「できること」に注目することです。よい食材を選ぶ、味が引き立つ調理法をするなど、限られた条件の中でも、いろいろと工夫することはできます。私たちが提供する「パーソナル薬膳」も、そうやってつくっています。

パーソナル薬膳を召し上がると、みなさん、「おいしい！」と感動してくださいます。食べてもいい食材だけ、食べてもいい調理法だけでも、ちゃんとおいしい食事はつくれるのです。

からだが喜ぶおいしいものを食べてください。

おいしいものを食べることは、人生の喜びです。喜びにあふれる人生を送るために、おいしく食べて幸せに生きて、そして幸せに死んでいくのです。

死ぬことを思い悩んでも仕方がありません。それよりも、生きている今この時を幸せに過ごすことのほうが、ずっと大切だと思いませんか？

誰だって、私だって、いつか死ぬのですから……。

③ がんと食事のQ&A

Q　甘いものがやめられません。

A　唯一使える糖は「ラカント」です。

でも、甘いものは連鎖反応をうみます。ですから、甘くない味つけでもおいしく食べられるトレーニングをしましょう。

Q　砂糖を使わないで、みりんや甘酒を使うのはどうでしょうか？

A　みりんも甘酒も糖分です。「発酵食品はからだにいい」という言葉に騙されないようにしましょう。

もちろん、違う角度から見たら、発酵食品はからだにいいものだと思います。でも、「糖分」という角度で見たら、どれも一緒ということを知っておいてください。

Q　生のニンジンとリンゴを使ったニンジンジュースがからだにいいと聞きましたが、ニンジンジュースはどうでしょうか？

A　糖分を上回る抗酸化力がニンジンジュースの魅力でもあります。ですから、飲む場合は作ってすぐに飲んでください。また、氷を入れないで飲みましょう。

Q　果物はどうでしょうか？

A　フルーツの果糖も糖分です。ただ、抗がん剤の治療などでなかなか食が進まないときは、口当たりのいいフルーツなどはどうぞ召し上がってください。そのときは、「この食べ物が私のからだに入って元気になれる。おいしいなー」と思って食べてください。罪悪感をもって食べないようにしましょう。

Q　おすすめのフルーツはありますか？

A　おすすめは柑橘《かんきつ》類です。すっぱい柑橘類は、農薬の使用量も少ないものが多いからです。また、季節のフルーツを食べましょう。

まとめ

漢方によるがんへのアプローチは、日々の生活習慣を見直し整えることで、心とからだを支えていくというスタンスです。

がんの患者さんが大切にすべき食の基本は次の通りです。

①からだを冷やす食材はとらない

②四足動物の食材は、週一回程度とする

③糖質の食材（野菜も含め）は控える

④代わりにエネルギー源として良質な油をとる

高たんぱく、低糖質の食事を、私は提案しています。

④ 免疫力を高めるレシピ

ヒポクラテススープ

古代ギリシャの医学者、ヒポクラテスが滋養食として用いたことから、「ヒポクラテススープ」とよばれているスープです。

ヒポクラテススープの特徴は、消化・吸収がよく、栄養が豊富で、免疫力を高めるところと言われています。

このスープを食生活に取り入れた方からは、「しつこいだるさが消えた」「疲れにくくなった」「肌がツルツルになった」「血糖値が正常になった」などという声を頂戴しています。

病気を抱えている人は、胃腸の働きが低下し、消化力が落ちていることがよくあります。特にがん患者は治療の副作用で食欲もなく、からだが栄養不足に陥っていることが少なくはありません。

ヒポクラテススープは、野菜をじっくり弱火で長時間煮込み、裏ごしをして繊維質を取り除くので、消化しやすくなっています。胃腸に負担がかからず、点滴でしか栄養をとれなかった人でも飲むことができるスープです。

からだに必要な栄養素、特にビタミン、ミネラルをバランスよく摂取でき、病気から回復するための自己治癒力を高めます。

塩などの調味料をいっさい使いませんが、野菜のうまみがたっぷり溶け出しています。ヒポクラテススープを飲んだ人は「野菜だけでこんなにおいしいなんて！」と驚いています。

●材料

じゃがいも　2個（300グラム）
トマト　3〜4個（600グラム）
玉ねぎ　1個（400グラム）
セロリ　2〜3本
長ねぎ　1本（100グラム）
にんにく　4〜5片（35グラム）
パセリ　少量（4グラム）

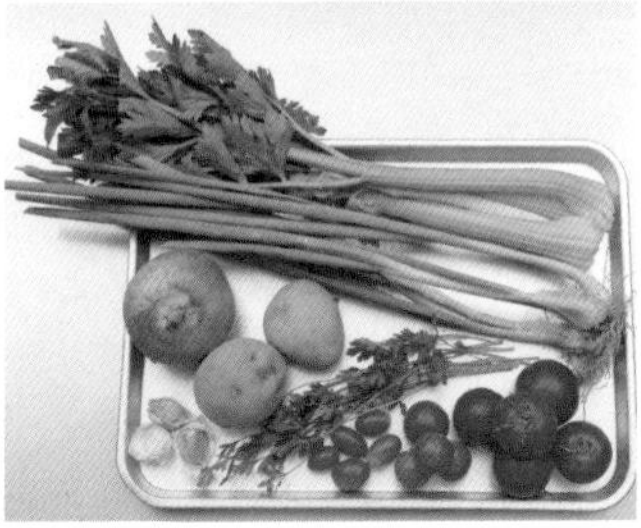

●作り方

①じゃがいも、トマト、玉ねぎ、セロリの茎、長ねぎ、にんにく、パセリはよく洗い、すべてひと口大に切る。じゃがいもは皮をむかず、玉ねぎとにんにくは皮をむく。
②鍋に、①を入れて全体量が隠れるくらいまで水を入れ、蓋をする。強火に

して煮立ったら、弱火にして2時間ほど煮る。

③②のスープが冷めたらミキサーやジューサーでペースト状態にする。

①

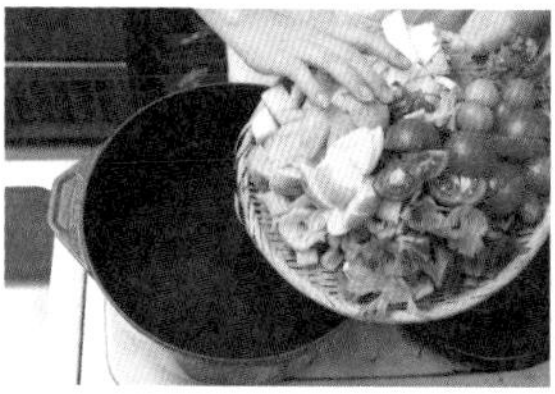

②

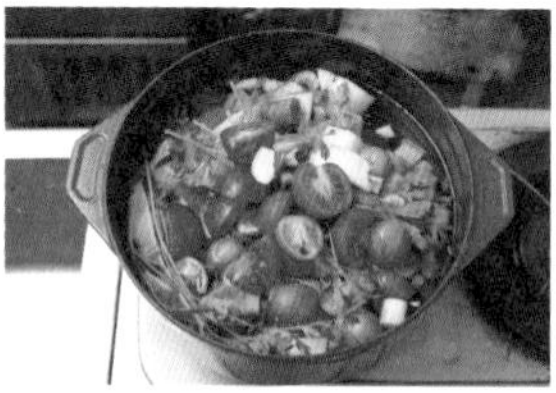

③

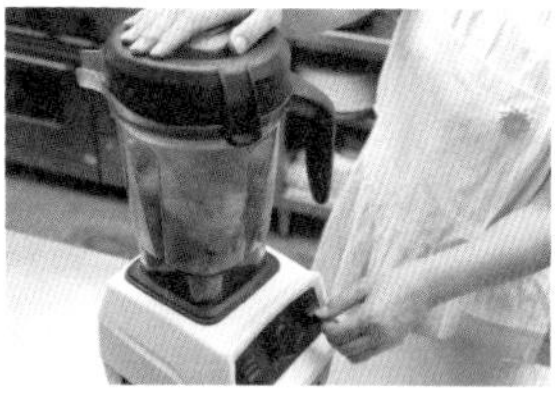

完成

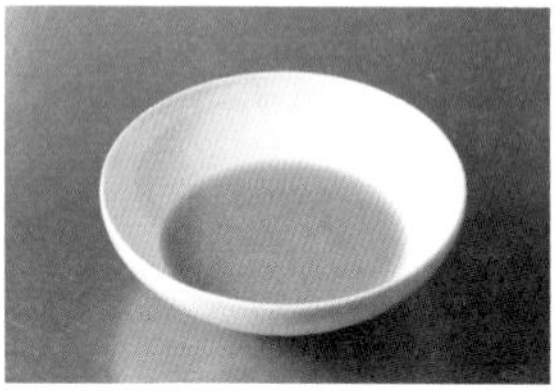

●アドバイス

①健康食として食べる場合はミキサーかブレンダーにかけてポタージュに。がん治療食として食べる場合はざるで裏ごしして野菜の繊維を取り除く。

②1日2回、昼と夜にカップ1杯程度飲む。

ヴィラカンポでは、毎朝朝食にヒポクラテススープをお出ししています。免疫力を高めるだけではなく、美容効果も高いとされるヒポクラテススープなので、ぜひ作って飲んでみてください。

薬膳粥

二〇〇〇年前の中国の書物に、食薬や生薬を「上品《じようほん》」「中品《ちゆうほん》」「下品《げほん》」に分け、それぞれどのようなときに食べるのがよいかが書かれていました。

・上品……いつ、なんどき、毎日でも食べていいもの
・中品……具合の悪いときに食するもの（長期的に使用しない）
・下品……病気になったときに仕方なく食すもの（薬効も高いが毒性もある）

上品とはつまり、毎日食べるご飯のことです。免疫力は日々のごはんで養われます。

昔の中国には「食医」という仕事があり、医者の中でもいちばん位の高い医者とされ、皇帝の体調管理も行なっていました。

食医は、病気にかかりそうなことを事前に察して未病のうちにからだの調整をしました。主に上品の食材や生薬を扱って体調管理をしていたといわれています。

上品に分類される食材は、作用が穏やかで、継続的に使用することでからだの調子を整え治癒力、免疫力をアップさせるものです。

ここではヴィラカンポの朝食でお出ししている薬膳粥の作り方を紹介します。

●**材料**

水　3リットル

米　3合
紹興酒　50cc
なたね油
長いも、大根などの野菜
ニンジン・枸杞子《くこし》・なつめ・松のみ・生姜《しょうが》などの生薬（上品のもの）

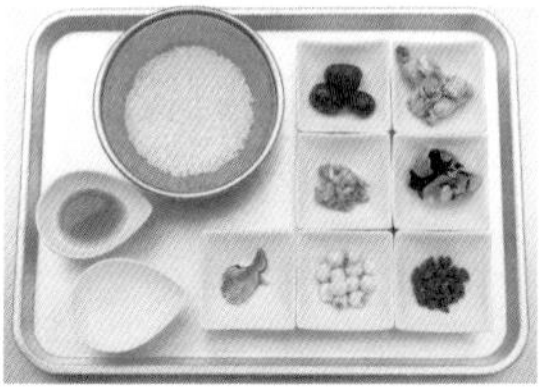

●作り方

①大きな鍋に水を入れて、その中に野菜や生薬を入れ、沸騰させる。
②米はとがずに、なたね油を全体に混ぜ合わせて①に入れる。
③再度沸騰してきたら中火にし、紹興酒を入れる。
④吹きこぼれに注意しながら30分ほど煮込む（常にぐつぐつしている状態）
⑤焦げつかないように時々かき混ぜながら、おいしそうになったら、完成。

①

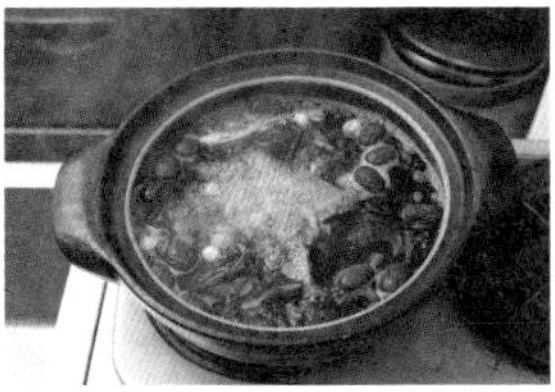

②

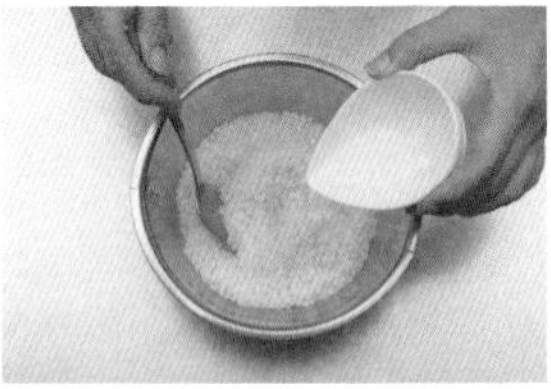

③～⑤

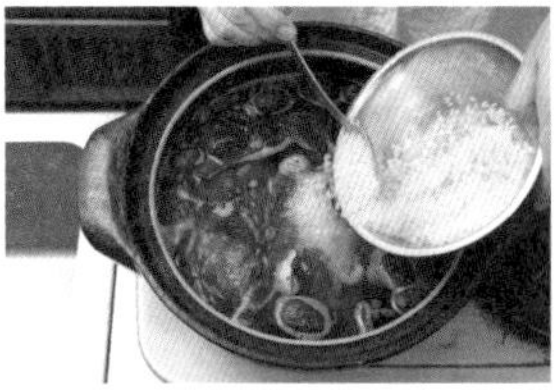

完成

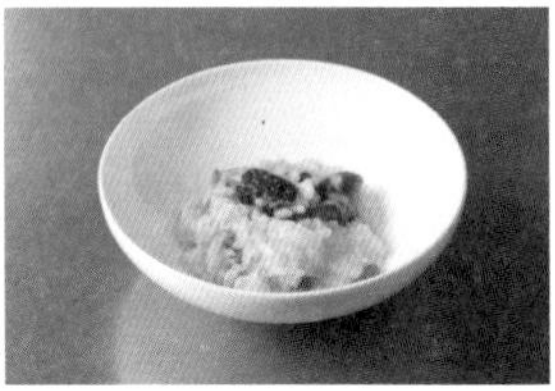

●アドバイス

①作り方の④で吹きこぼれそうになるので、大きい鍋が適しています。土鍋や厚手の鋳物《いもの》ホーロー鍋がおすすめ。

②味付けしないように注意。無塩のおいしさを味わってください。

鶏骨髄を使った薬膳スープ

鶏の骨髄を使ってゆっくり調理して飲むスープです。

長時間、ことことと煮込みます。長時間煮込むことで骨髄からエキスが出て、消化吸収のよいスープが出来上がります。

最近では「ボーンブロス」（骨をじっくり煮込んで作るスープ）という言葉も知られるようになっています。消化吸収がよいというだけでなく、美容やダイエットにも効果があるとされています。

また、腸内環境を改善しアトピーや生活習慣病などの改善にも役立つといわれています。

●材料

鶏ぶつ切り　３００グラム～５００グラム

人参・枸杞子・なつめ・松のみなどの生薬（上品のもの）

生姜　ひとかけ（スライスしておく）

大根、かぶ、人参、きのこなどお好みの野菜

●作り方

①鶏ぶつ切りは、熱湯にくぐらせたのち、血合いなどを水洗いしておく。

②土鍋もしくは鋳物ホーローなどの厚手の鍋に水と生薬、生姜、鶏ぶつ切りを入れて火にかける。

③野菜を入れて、やわらかくなったら出来上がり。

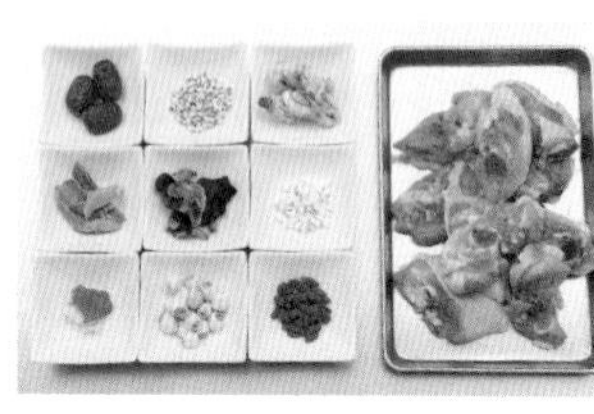

①

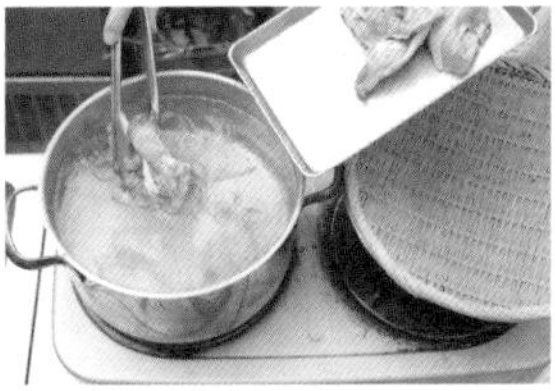

②

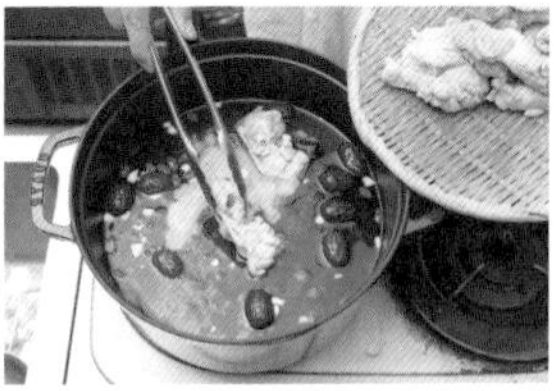

③

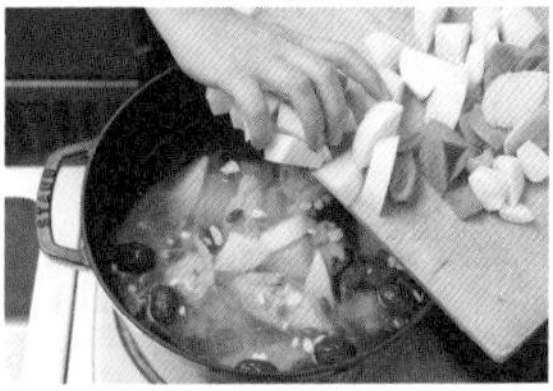

完成

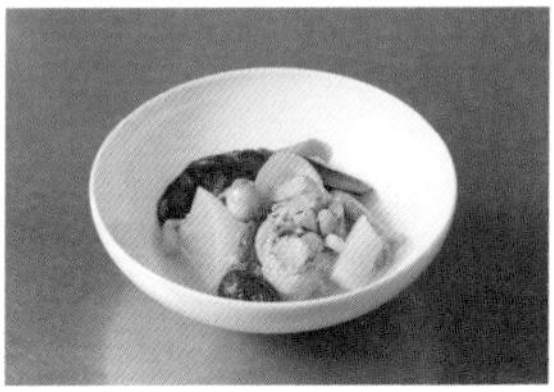

●アドバイス

①味付けしないように注意。無塩のおいしさを味わってください。

②補《ほ》中《ちゅう》益《えき》気《き》湯《とう》（煎じ薬）があれば、それを使ってもよい。

③食事の最初に召し上がってください。

ごま豆腐

「ごま」と聞いただけで、「からだによさそう」というイメージがありませんか？　薬膳では、白ごまと黒ごまの効能が違いますが、どちらも食べていただきたい「からだによい食材」です。

・黒ごま……アンチエイジング効果が高い
・白ごま……うるおい、保湿の性質が高い

どちらも皮膚や粘膜を潤すという共通の働きがあります。

●**材料**

練りごま　80グラム
水　400ml
片栗粉　50グラム

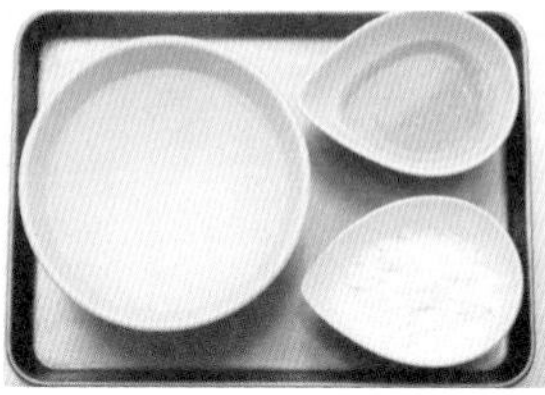

●**作り方**

①材料を大きな鍋に入れて火にかける
②たえず木べらで混ぜる。

③少し火を弱めて、15分ほど練り続ける。
火を弱めすぎると、粉っぽさが残り滑らかな食感にならないので中弱火ぐらい。
④練り上げたら、熱々のものを、さっと水で濡らした流し缶に入れる。空気を抜いてラップで表面を覆う

①

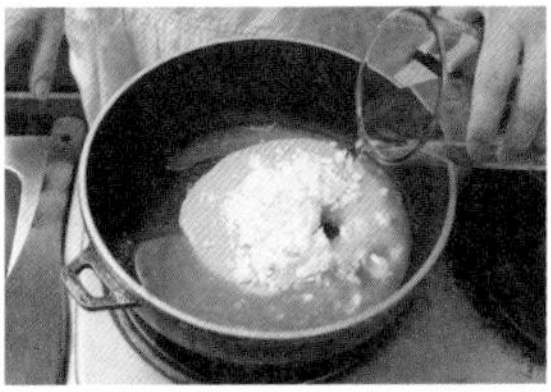

②～③

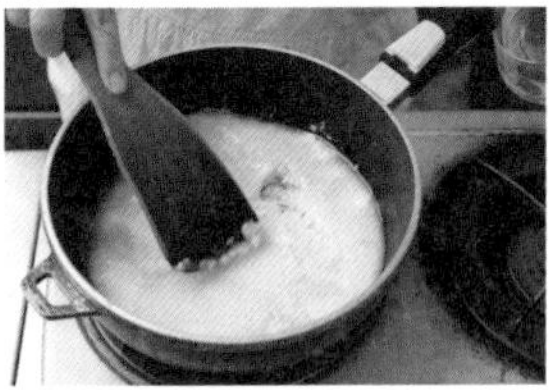

④

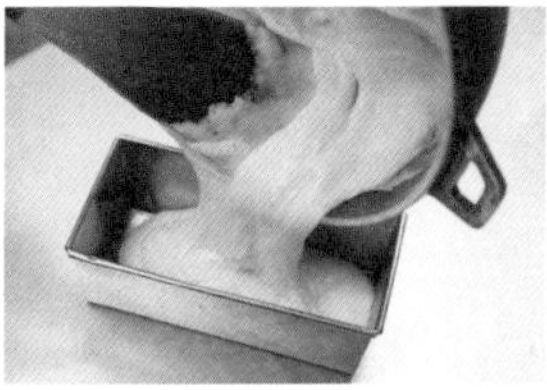

完成

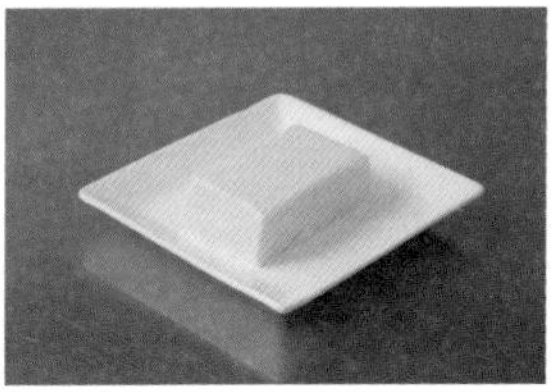

豆乳マヨネーズ

私たちが運営している「フナクリ食堂」はヴィーガンレストランです。そこで提供しているドレッシングやソースはすべて手作りです。

なかでも一番人気は、この「豆乳マヨネーズ」。ヴィーガンレストランだから卵を使ったマヨネーズは使わないのですが、理由はそれだけではありません。何よりおいしいからこの豆乳マヨネーズを提供しています。

●材料

なたね油	300ml
無調整豆乳	150ml
酢	大さじ3
粗製糖	大さじ2
粒マスタード	小さじ2

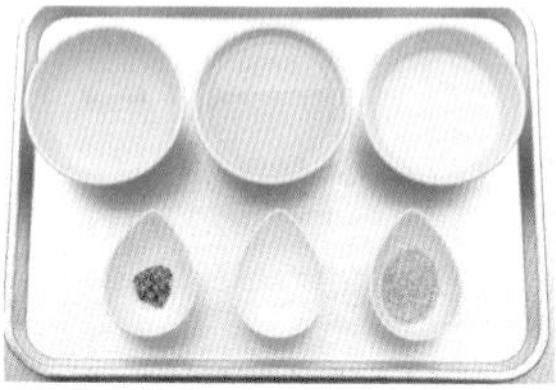

塩　　　　　　　少々

●作り方

①ハンディブレンダーで豆乳となたね油を攪拌《かくはん》する。

②乳化してきたら、残りの材料も入れてさらに攪拌する。

①

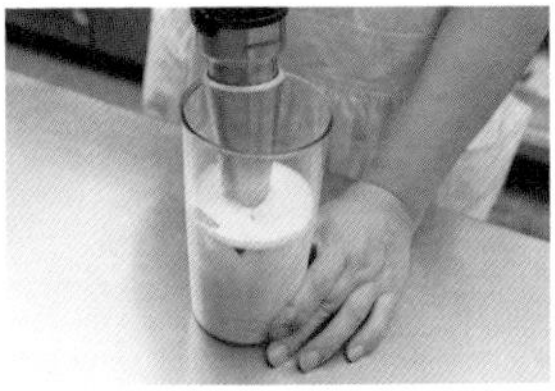

②-1

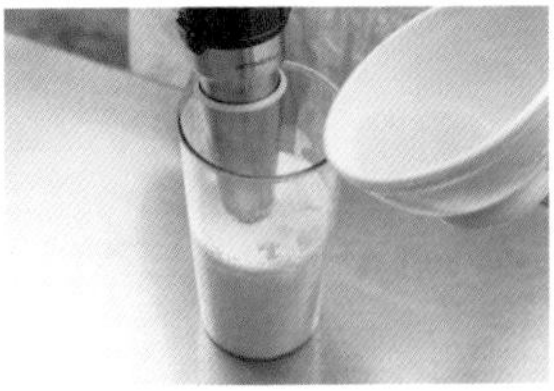

②-2

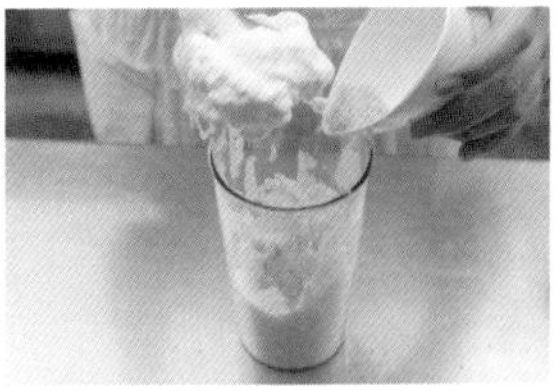

完成

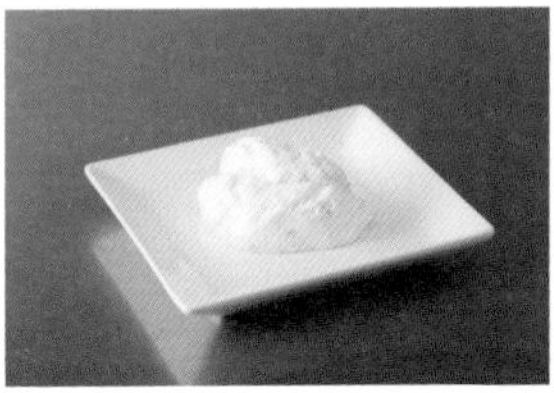

●アドバイス

①油は圧搾式のものを使用します。オリーブオイルやアマニ油でも構いません。

②粗製糖（ラカントでもよい）や塩は好みで量を加減してください。

おわりに

食べることが大事。

私たちのからだは、食べ物でできている。


そんな話をすると、必ず心配になる人がいます。

「インスタント食品とか、ファストフードとか、からだに悪そうなものばかり食べてきたんですけど……」

病気になって私の漢方診察を受けに来られた方の中には、自分を責めたり、後悔したりする方もいらっしゃいます。

「からだによくないものを食べてきたから、病気になってしまった」

「もっとからだを気遣って、ちゃんとしたものを食べればよかった」

過去に何を食べてきたのか。

私は、そのことを全く問いません。

「〇〇を食べてきたのがいけなかった」――それは自分を否定することにつながります。

自分を否定することほど、悲しく、つらいことはありません。


私たちはみんな、そのときそのときを一生懸命に生きてきたんです。

だから過去を振り返って後悔する必要なんかありません。反省なんか、しなくていい。これからも、一生懸命生きていくだけです。

今を、私らしく、一生懸命生きましょう。

私らしく生きる――その一つが「おくすりなごはん」です。その人の体質に合った、その人のための食事が「おくすりなごはん」ですから。
あなたを元気にしてくれる「おくすりなごはん」。あなたの心を癒し、あなたを深いところで支えてくれる「おくすりなごはん」。

どうかあなただけの「おくすりなごはん」で、あなたらしく、生き生きとした人生をお過ごしください。

船戸博子

〈著者紹介〉
船戸博子（ふなと　ひろこ）
船戸クリニック医師。
1982年、愛知医科大学卒業。邱紅梅先生より中医学（漢方）を学ぶ。1994年、夫の船戸崇史氏とともに岐阜県養老町に船戸クリニックを開業し、保険診療の漢方診療を行う。漢方による体質診断と血液検査データから、一人ひとりの自然治癒力を高める「おくすりなごはん」を提案。個別に作成した「食事のカルテ」に基づく「パーソナル薬膳」を提供している。

「生《い》きる力《ちから》」を最大限《さいだいげん》に高《たか》める
おくすりなごはん

2023年9月14日　第1版第1刷発行

著者　船　戸　博　子
発行人　宮　下　研　一
発売所　株　式　会　社　方　丈　社
〒101-0051　東京都千代田区神田神保町1-32
星野ビル2F
Tel.03-3518-2272　Fax.03-3518-2273
https://www.hojosha.co.jp/

印刷所　中央精版印刷株式会社

ISBN978-4-910818-09-2

方丈社の本

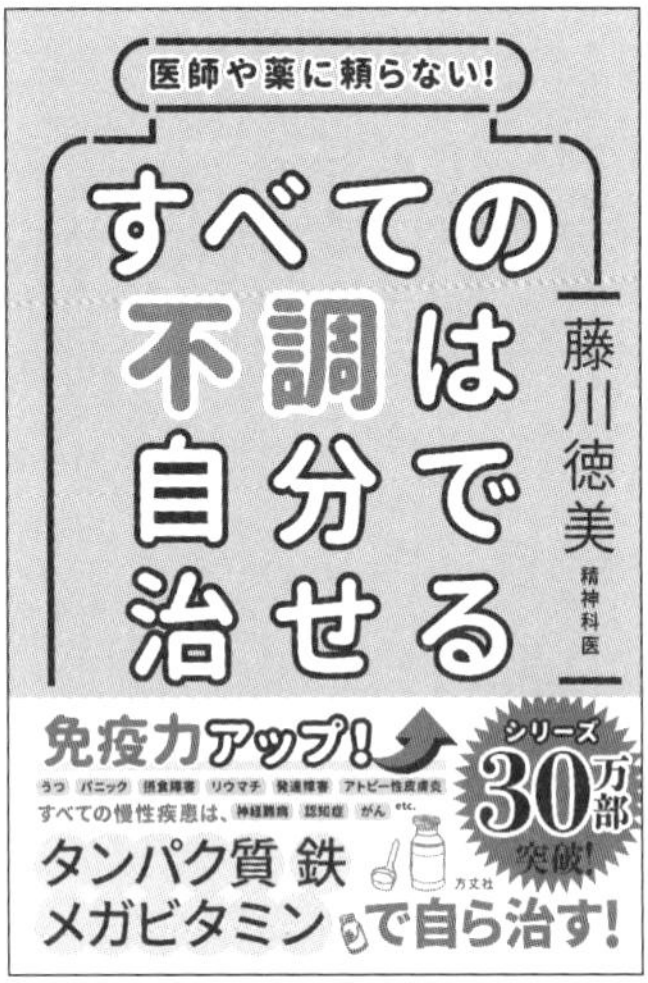

医師や薬に頼らない！

すべての不調は自分で治せる

藤川徳美 著

バランスのよい食事こそ不調の原因!?　病院では治らない不調や病気も、諦めないでください。うつ、リウマチ、発達障害、アトピー性皮膚炎、神経難病、認知症、がん……。すべての慢性疾患は、大切な栄養が不足している「質的栄養失調」が原因。「タンパク質・鉄・メガビタミン」を十分量摂取して、足りない栄養を補給すれば、体は自然に不調を改善してくれます。大反響のロングセラー！

四六判並製　232頁　定価：1,300円＋税　ISBN：978-4-908925-59-7